私たちも甲状腺

バセ子とハッシーの物語
バセドウ病と橋本病

山内泰介 著

MARIE 絵

私たちは、病気になった甲状腺

私、バセドウ病のバセ子。

甲状腺ホルモンをたくさんつくっちゃうの。
見た目は元気で、肌もツルツル、
若いねって言われるんだけど、
以前にはなかった症状がいろいろ出てきた気がするわ。
パンパンに膨らんで、大きくなってきたし

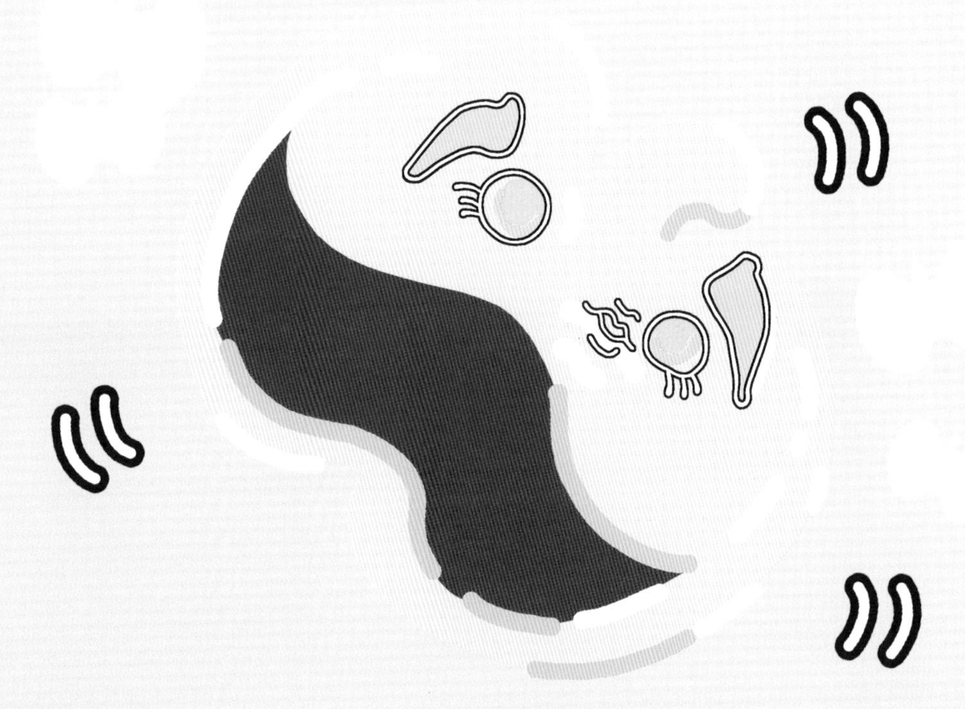

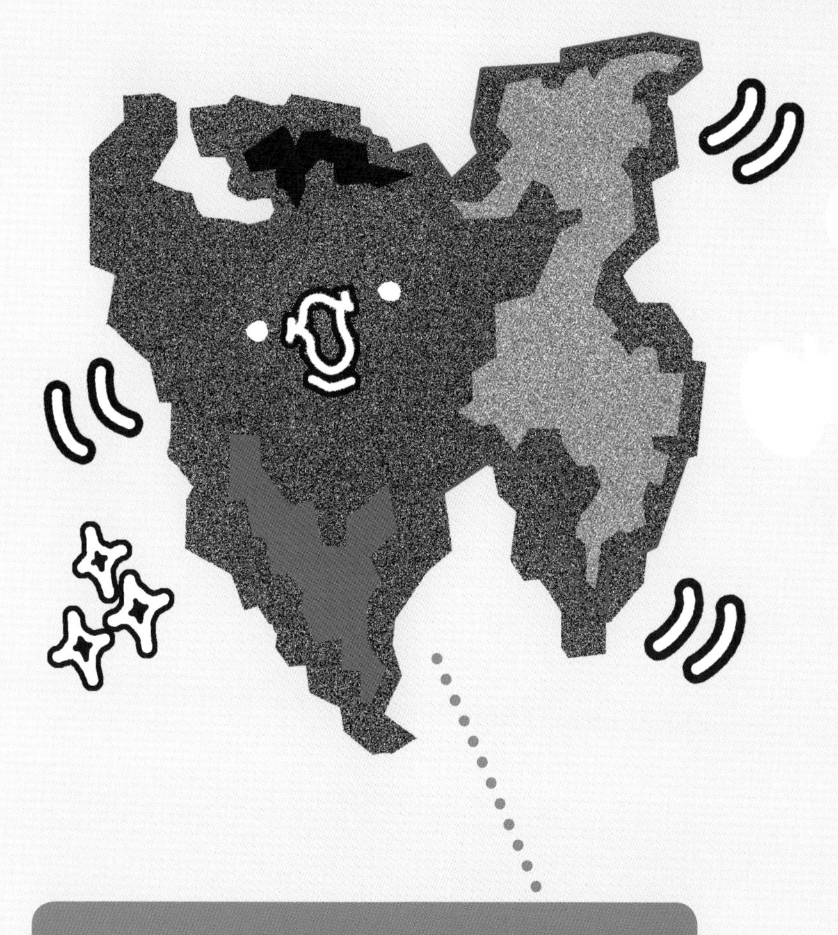

私は橋本病のハッシー。

今はあまり自覚症状はないけど、
甲状腺機能低下症になる可能性もあるのよ。
そうなると、この先、甲状腺ホルモンも少なくなるわ。
私も大きくなってきたけれど、形はゴツゴツしているの。
二人とも昔は、蝶々みたいな美しい形だったのにね

……だから、一緒に見つけましょう。
病気の適切なコントロール法を！

この本は、
甲状腺が病気になったときの
お話なのね？
ならば、私たち、詳しいわよ

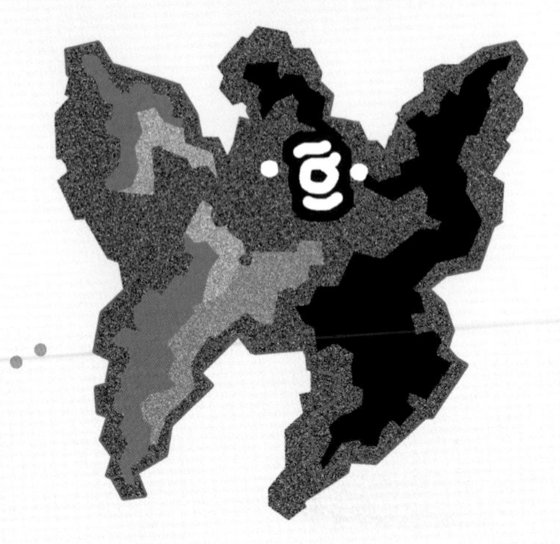

どちらの病気も
女性に多いんですって！

>> バセドウ病と橋本病の患者数（男女別・年齢別）

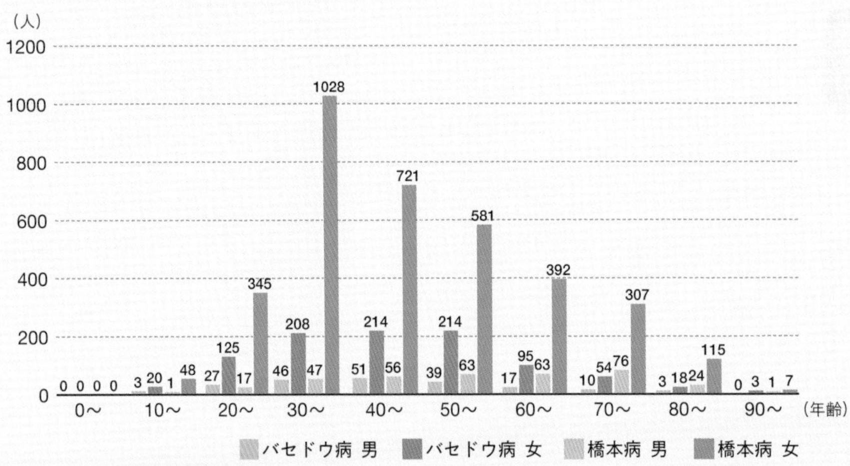

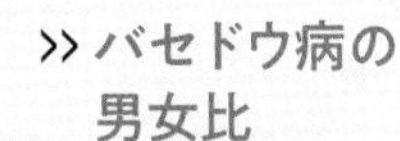

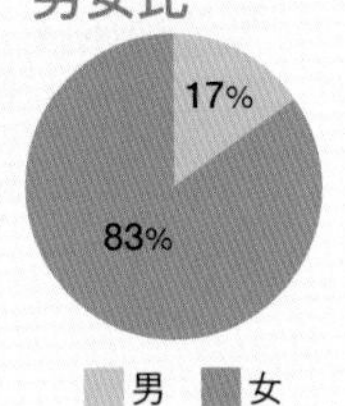

>> 橋本病の男女比

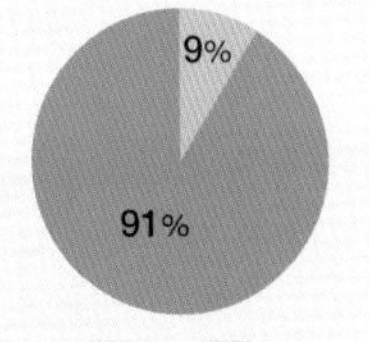

2017年～2021年の５年間に、山内クリニックを受診したバセドウ病と橋本病の新規患者数のグラフです。バセドウ病は男性196名、女性951名。橋本病は男性348名、女性3544名。女性の占める割合はそれぞれ83%、91%で女性に多いことが特徴です。年齢別に見ると、バセドウ病、橋本病ともに30～50歳代に多い傾向があります

私は甲状腺博士。
甲状腺のことなら、
なんでも教えてあげよう。
バセ子とハッシーも一緒だよ！

「バセドウ病と橋本病という病名は
どこかで聞いたことがあるけれど、
何の病気だっけ？」
という人、多いのではないかな？

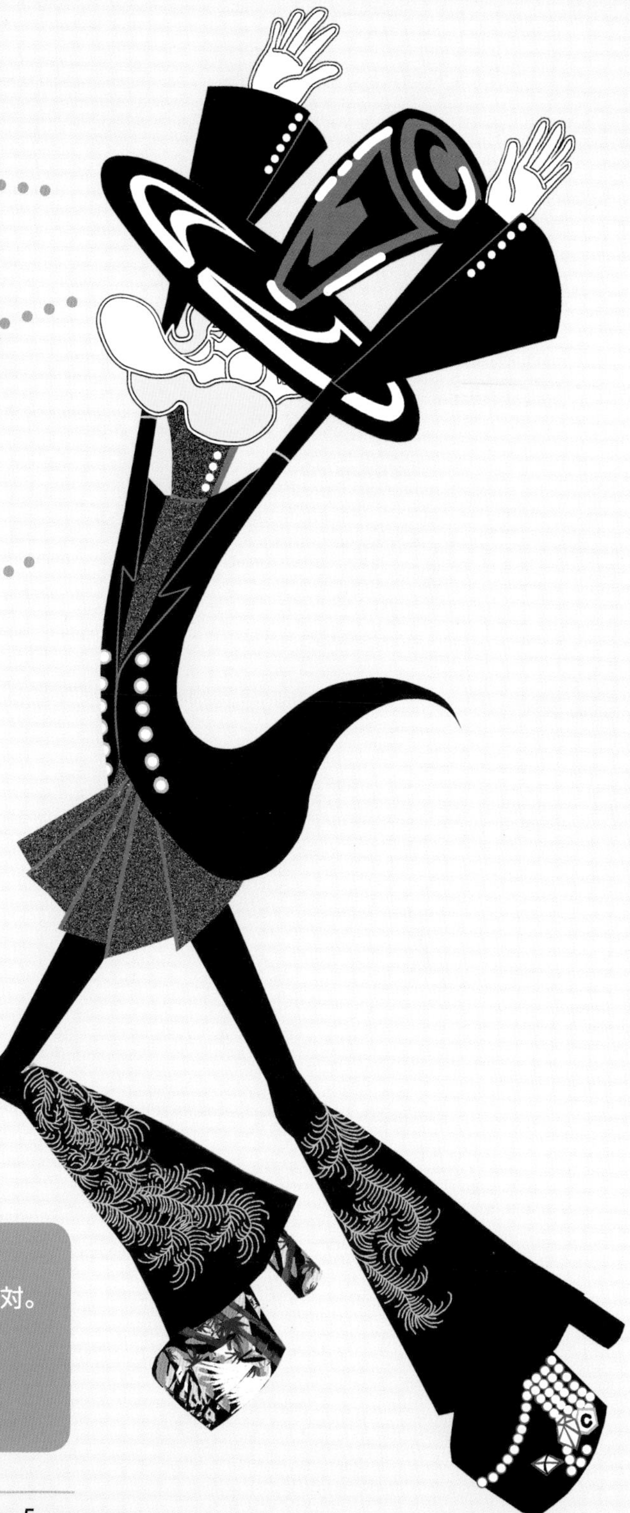

甲状腺のトラブルを抱える日本人は、
今や予備軍も含めると
約1000万人といわれているんだ。
そのなかでも最も多いのが
橋本病とバセドウ病で、
圧倒的に女性がかかる割合が高い。
バセドウ病は若い人にも多く、
橋本病は成人女性の
10人に1人はいるといわれているんだ

ひと言でいうと、バセドウ病は甲状腺が
働きすぎて、橋本病は働かない。全く正反対。
でも、共通のキーワードは自己抗体。
似ているところもあるんだよ。
ふたつの病気を比較しながら、見ていこう

Contents

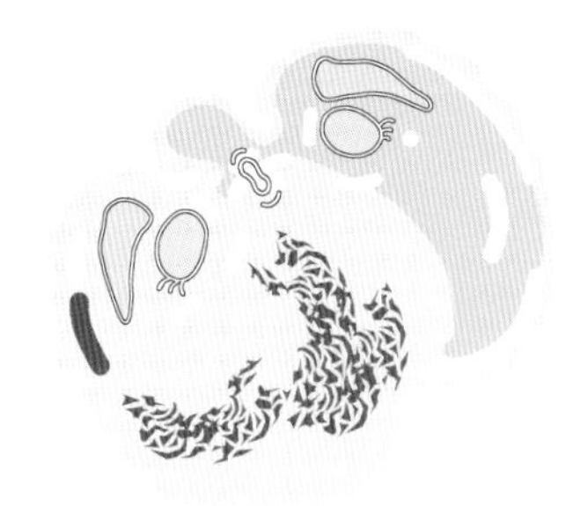

Chapter 1

自分の甲状腺のこと、きちんと知りたい！

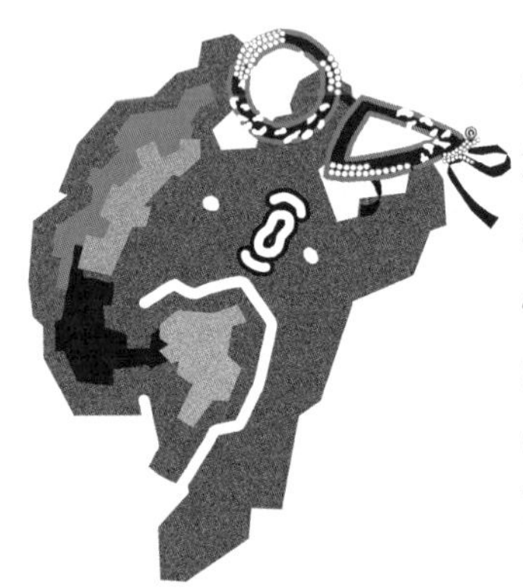

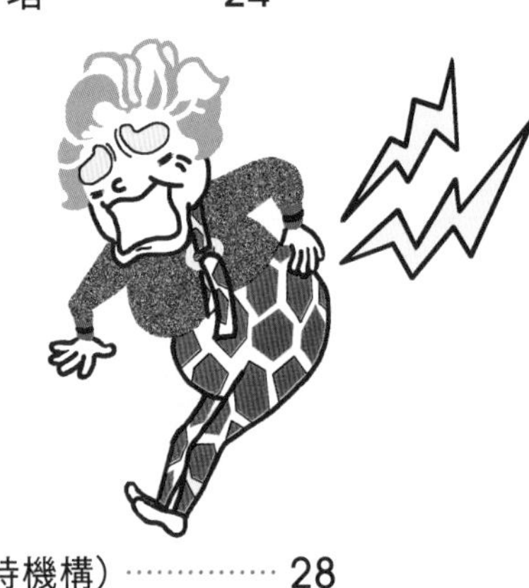

Chapter 2

甲状腺ホルモンって、こんなに大切だったんだ！

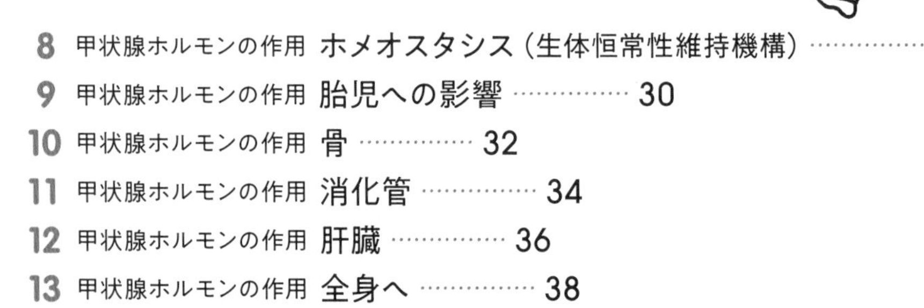

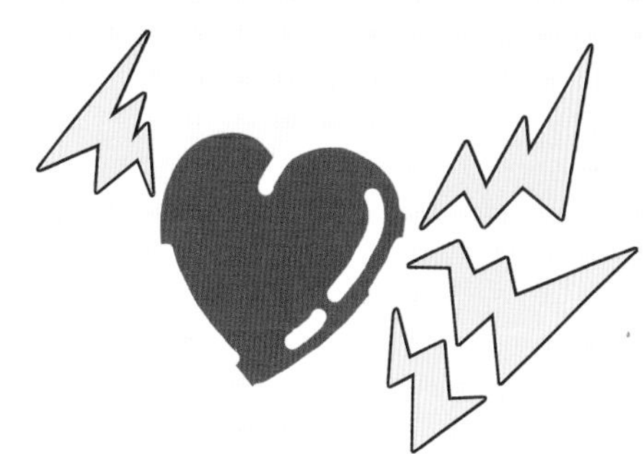

Chapter 3

バセドウ病と橋本病、その症状の共通点・相違点

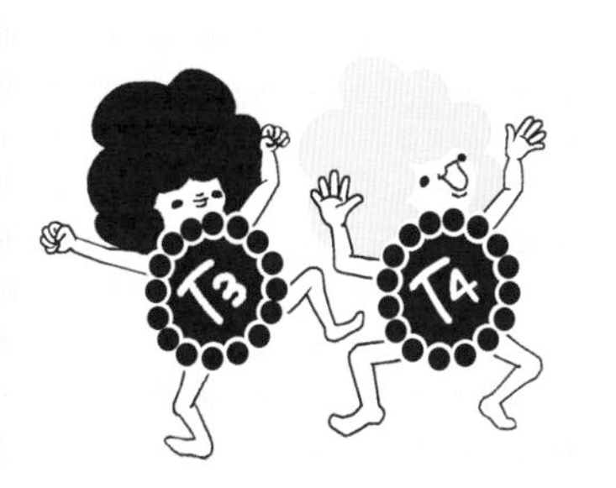

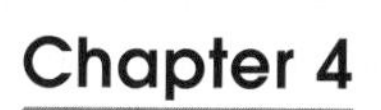

Chapter 4

バセドウ病と橋本病の検査・診断

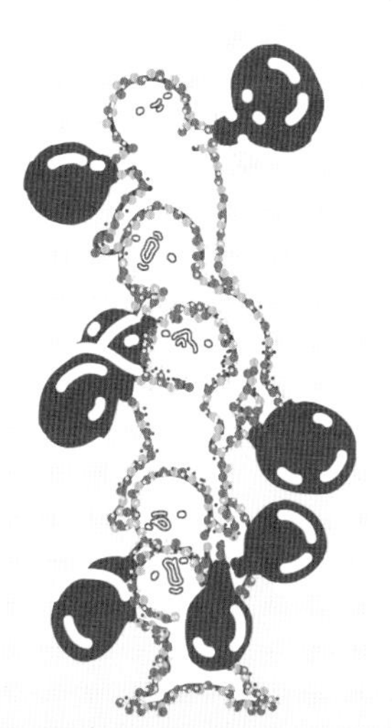

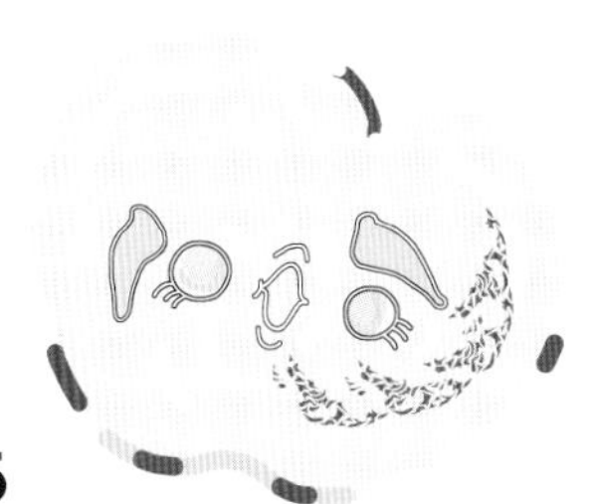

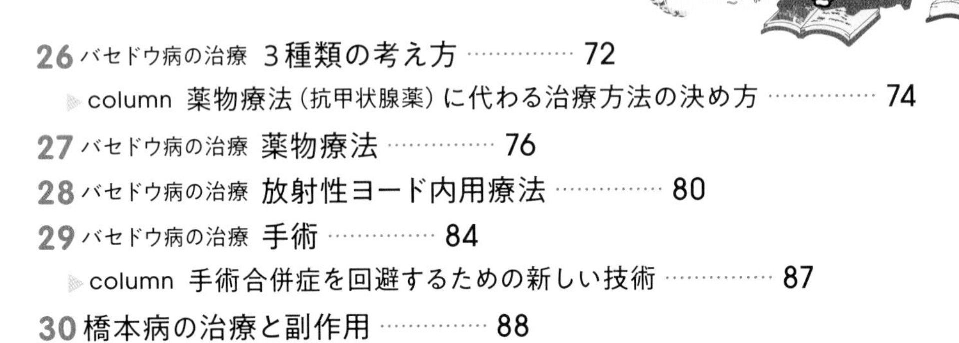

Chapter 5

バセドウ病と橋本病の治療

Chapter 6

妊娠と甲状腺ホルモンの密接な関係

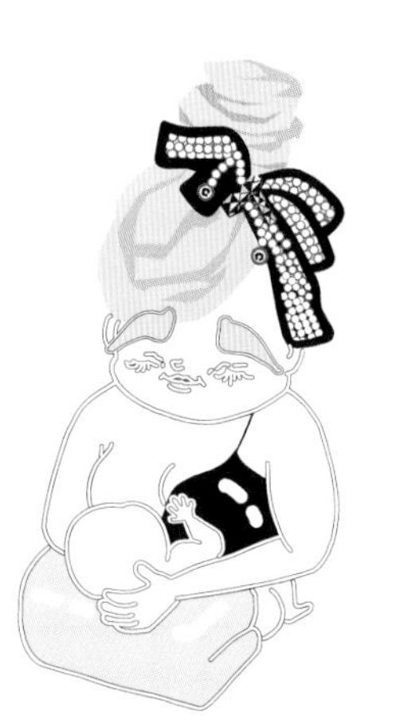

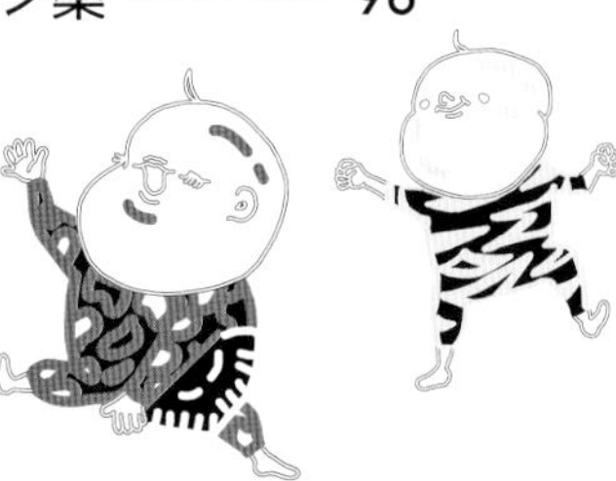

Chapter 7

症状改善や予防のために日々、気をつけたいこと

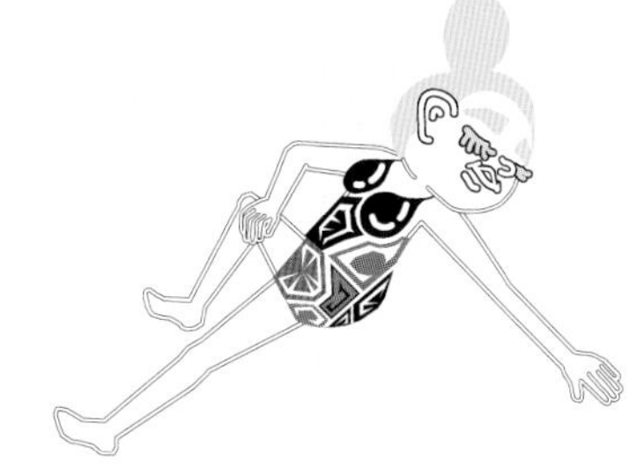

病名は、病気の発見者に敬意を表して、名づけられました

バセドウ病

日本の医学はドイツ語圏から伝わってきたため、ドイツ出身のカール・アドルフ・フォン・バセドウにちなんで、日本ではバセドウ病と呼ばれています。しかし、バセドウ以前に3人の医師がすでにこの病気を発表していました。

1800年　G・フライアーニ（イタリア）
1825年　C・H・パリー（イギリス）
1835年　ロバート・J・グレーブス（アイルランド）
1840年　カール・アドルフ・フォン・バセドウ（ドイツ）

橋本病

九州大学医学部で研究していた橋本策（はかる）は1912年、ドイツの医学雑誌に発表した論文が英米の研究者から評価され、アメリカの医学書で紹介されました。当時はリンパ球が甲状腺に侵入し増殖して（浸潤）、甲状腺自体が大きくなる病気とされていましたが、その原因が甲状腺の自己抗体であることが、今ではわかっています。

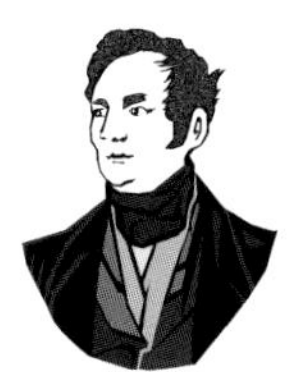

発見者

カール・アドルフ・フォン・バセドウ

メルゼブルクで開業したドイツの医師。1840年に発表

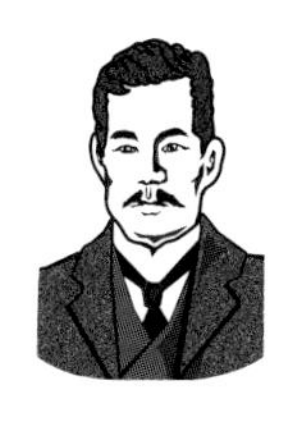

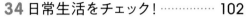

発見者

橋本 策

三重県出身の日本の医師。1912年に発表

Chapter 1

自分の
甲状腺のこと、
きちんと知りたい！

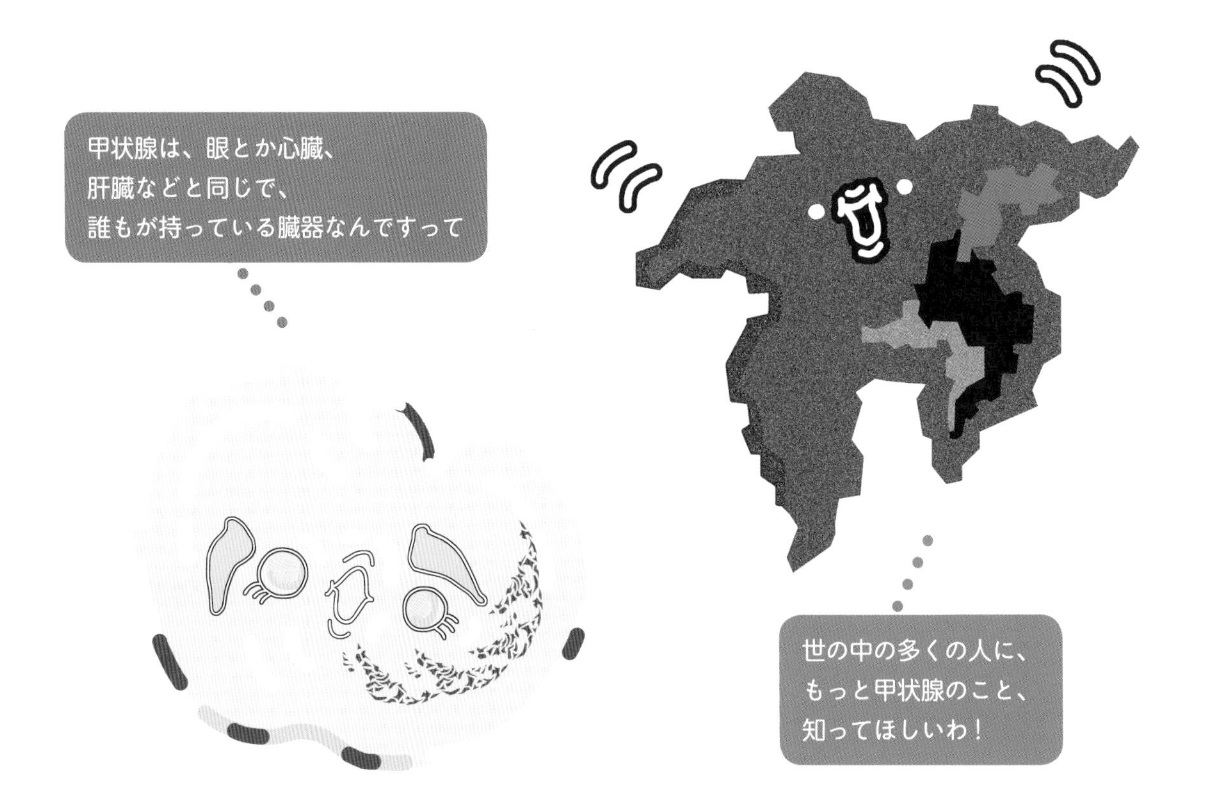

甲状腺は、眼とか心臓、
肝臓などと同じで、
誰もが持っている臓器なんですって
世の中の多くの人に、
もっと甲状腺のこと、
知ってほしいわ！

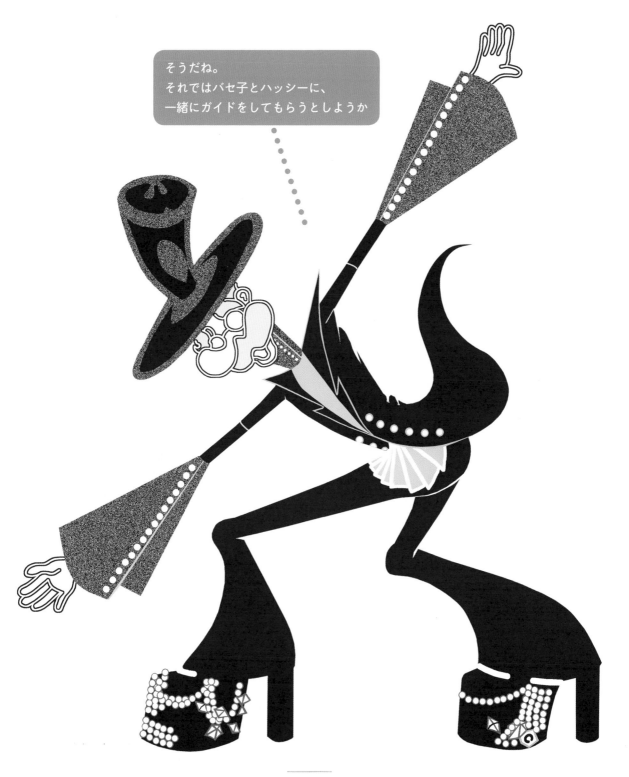
そうだね。
それではバセ子とハッシーに、
一緒にガイドをしてもらうとしようか

Medical File 1

甲状腺の位置・形・大きさ

ヒトの甲状腺はどこにある？ 蝶々に似た形は個性いろいろ

甲状腺は、右の絵のように甲状軟骨（喉仏）の下、気管の前にあります。甲状腺は胎生３～４週頃、舌根部に出現し、その後、下降して甲状腺の本来の位置に移動します。下りてきた通り道に沿って甲状腺の一部が形を変えて残ることがあり、それが錐体葉です。したがって、錐体葉があることは異常ではなく、約6割の人に錐体葉が残っています。

また、甲状腺が首まで下降せず、途中で止まったり、別の場所に行ってしまうことがあります。このように本来の位置とは違うところにある甲状腺は、「異所性甲状腺」と呼ばれます。

甲状軟骨

甲状腺

気管

体格により大きさは異なり、男性の甲状腺は女性の甲状腺より大きく、下にあります

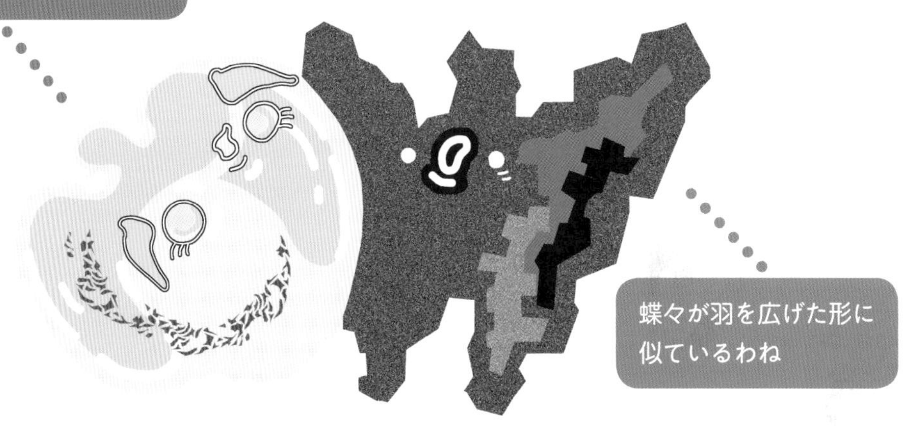

甲状腺は喉仏の下にあるって、みんな、知ってるかな？
蝶々が羽を広げた形に似ているわね

>> 甲状腺を前から見ると……

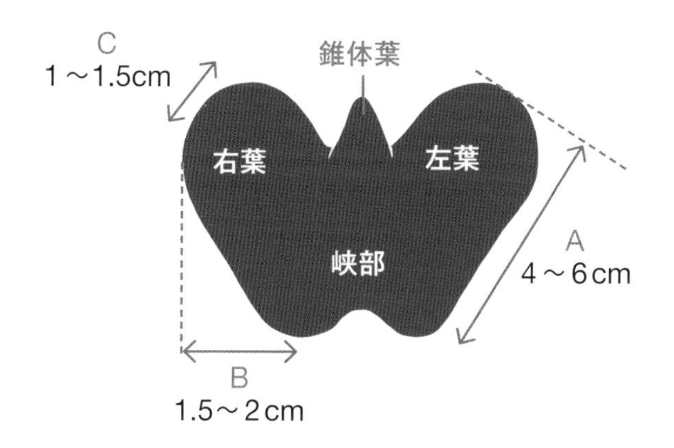

大きさ（片葉）：
A 縦4～6cm
B 横1.5～2cm
C 厚さ1～1.5cm
体積：10～15mL

甲状腺は右葉、峡部、左葉の3部位からなり、錐体葉は峡部の一部です

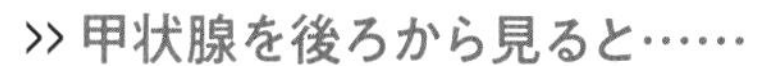

>> 甲状腺を後ろから見ると……

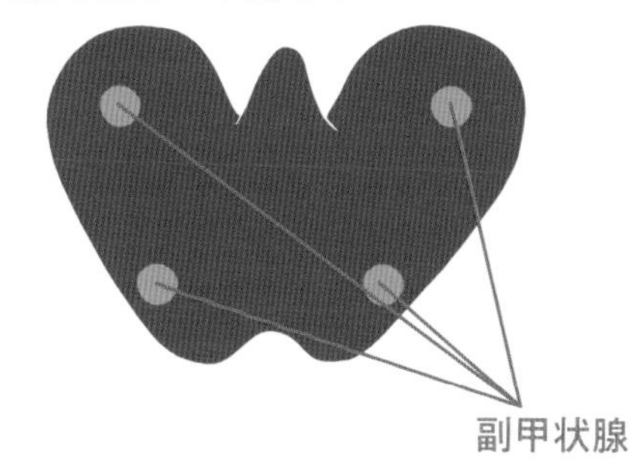

>> 甲状腺を下から見ると……

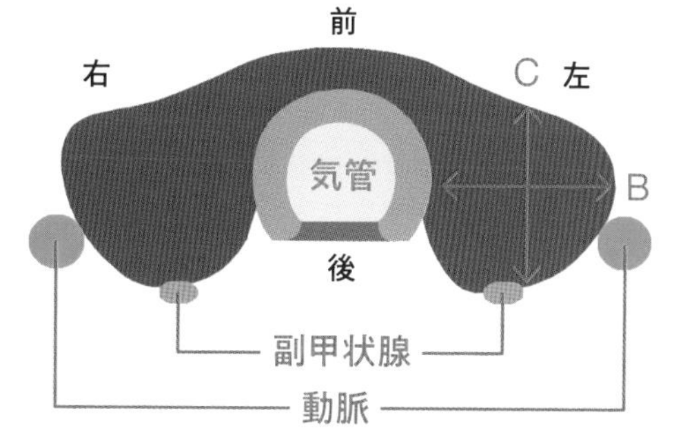

自分の甲状腺の位置や
形を知ることは重要だね。
正常なときには、
気にしていない人が
多いんだけどね

副甲状腺は甲状腺ではない!?

例えば、ヒトの乳首は一対しかありませんが、まれに他の哺乳動物のように複数対の乳首があることがあり、副乳と呼んでいます。これにならえば、本来ないはずの過剰な甲状腺組織を副甲状腺と呼びたいところですが、付属している甲状腺という意味で「アクセサリーサイロイド」と呼びます。甲状腺の背面には、甲状腺とは全く別の機能を持つ内分泌腺、「副甲状腺」が存在するからです。この副甲状腺は、血液中のカルシウム量を調整する役目があります。

Medical File 2

甲状腺は内分泌腺

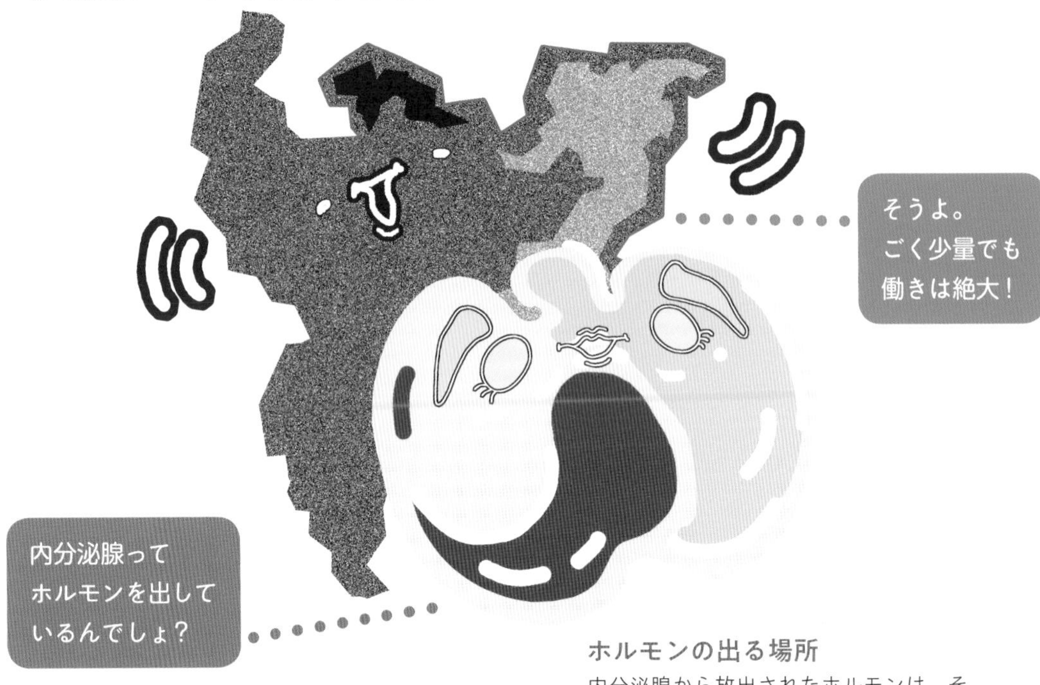

そうよ。
ごく少量でも
働きは絶大！
内分泌腺って
ホルモンを出して
いるんでしょ？

そもそも甲状腺の働きって？そして、ホルモンとは？

ホルモンとは、内分泌腺から血液に分泌され、離れた臓器で作用を発揮する化学物質です。それぞれのホルモンには自分が結合する固有の受容体があり、その受容体を持っている特定の細胞に働きます。しかし、新陳代謝を促すことが目的の甲状腺ホルモンが作用する特定の細胞とは、新陳代謝を行う全身の細胞であるといえます。

研究が進み、ホルモンを分泌するとは考えられていなかった臓器でも、数多くのホルモンをつくっていることが、近年、わかってきました。

ホルモンの出る場所

内分泌腺から放出されたホルモンは、その受容体のある特定の臓器に作用します

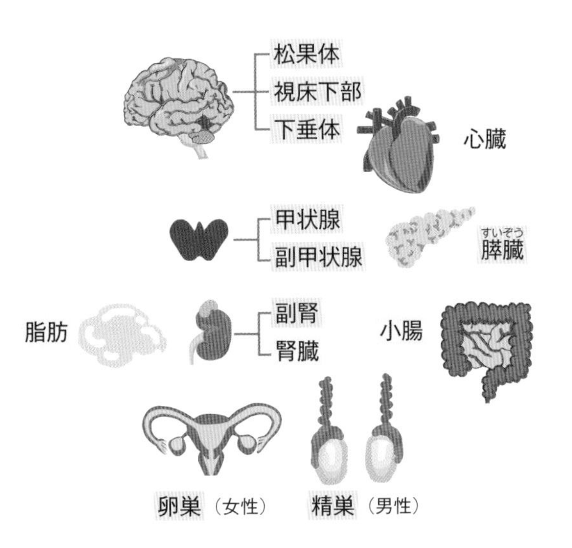

主にホルモンを分泌している臓器を
内分泌腺と呼ぶんだ。
でも、本来別の働きを持つ心臓や小腸なども
ホルモンを産生しているんだよ

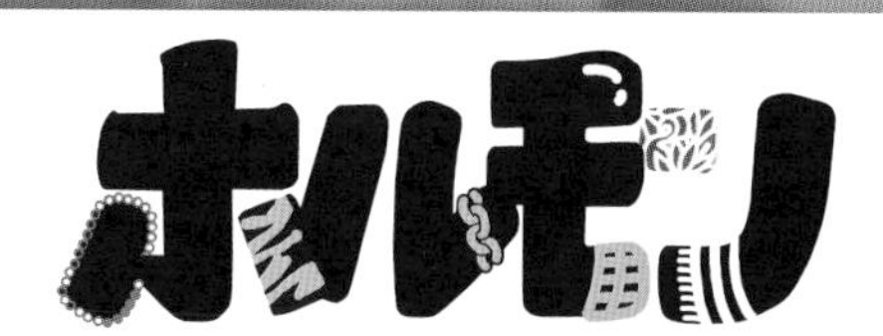

>> 全身のホルモンとその過不足による主な疾患

ホルモン	分泌する臓器	主な疾患
メラトニン	松果体	不眠症
成長ホルモン	視床下部・下垂体	先端巨大症
甲状腺ホルモン	甲状腺	バセドウ病・橋本病
副甲状腺ホルモン	副甲状腺	骨粗鬆症（こつそしょうしょう）
コルチゾール	副腎	クッシング症候群
インスリン	膵臓	糖尿病
女性ホルモン	卵巣	月経異常
男性ホルモン	精巣	インポテンツ
ナトリウム利尿ペプチド	心臓	心不全
レニン	腎臓	高血圧症
インクレチン	小腸	糖尿病
レプチン	脂肪	肥満症

内分泌腺　本来別の働きを持つ臓器

Medical File 3

甲状腺の構造

甲状腺の中には、球状の濾胞がぎっしり！

甲状腺は、たくさんの濾胞(ろほう)の集合体です。濾胞は、１層の濾胞細胞とそれに囲まれた球状の濾胞腔です。濾胞と濾胞の間にある毛細血管が、甲状腺ホルモンをつくるための材料となるヨード（ヨウ素）(P.104）を運び入れ、つくられた甲状腺ホルモンを全身に送り出します。

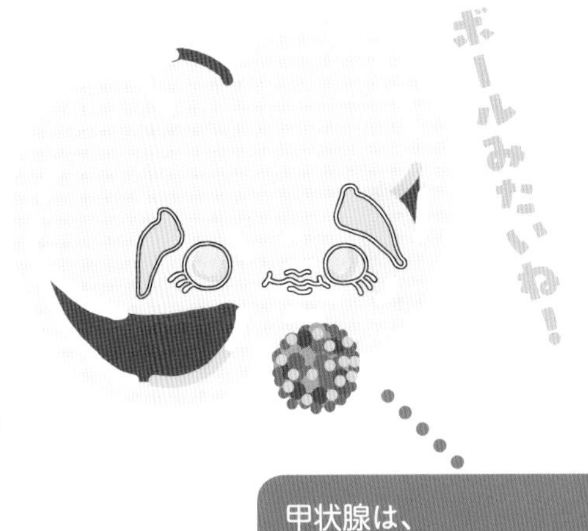
ボールみたいね！
甲状腺は、
丸いボールのような形をした
濾胞が集まって
できているのよね？

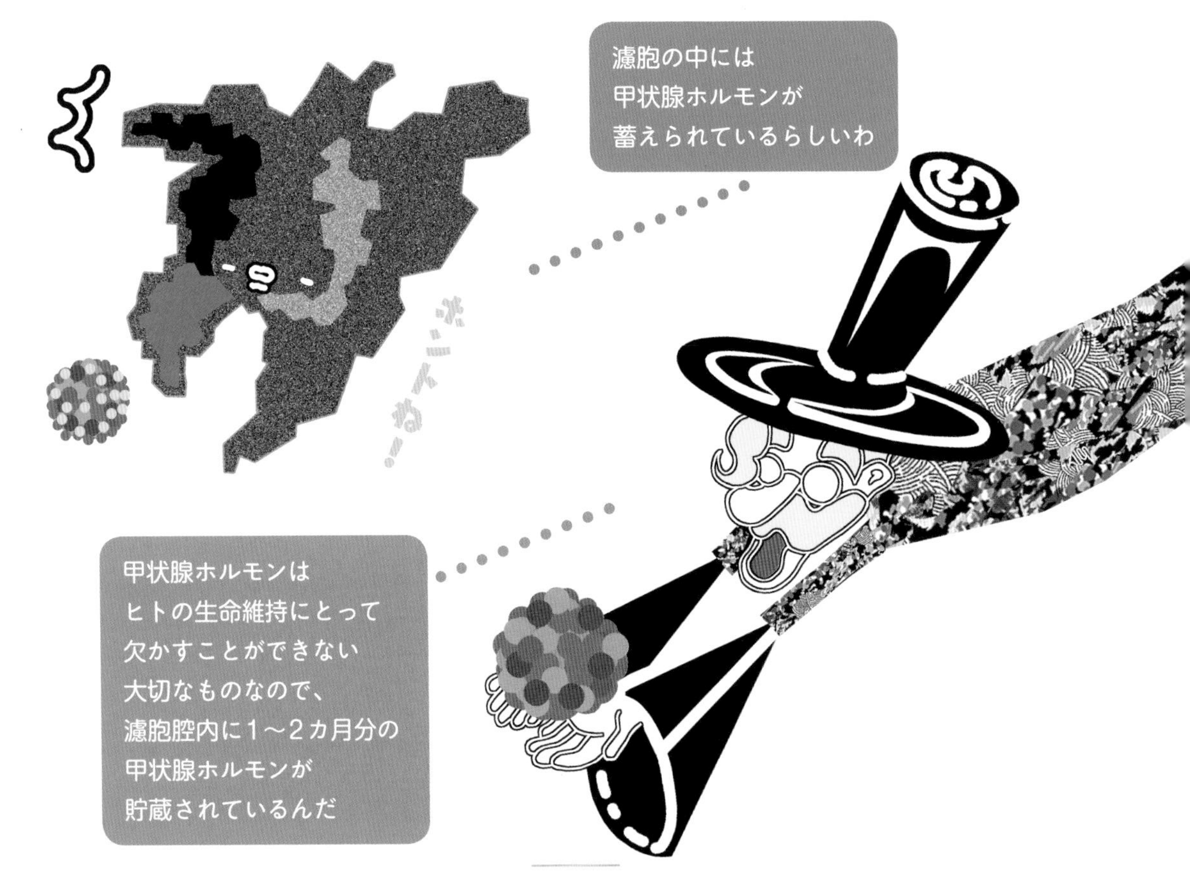

濾胞の中には

蓄えられているらしいわ

ヒトの生命維持にとって
欠かすことができない
大切なものなので、

›› 甲状腺は、球状の濾胞の集合体

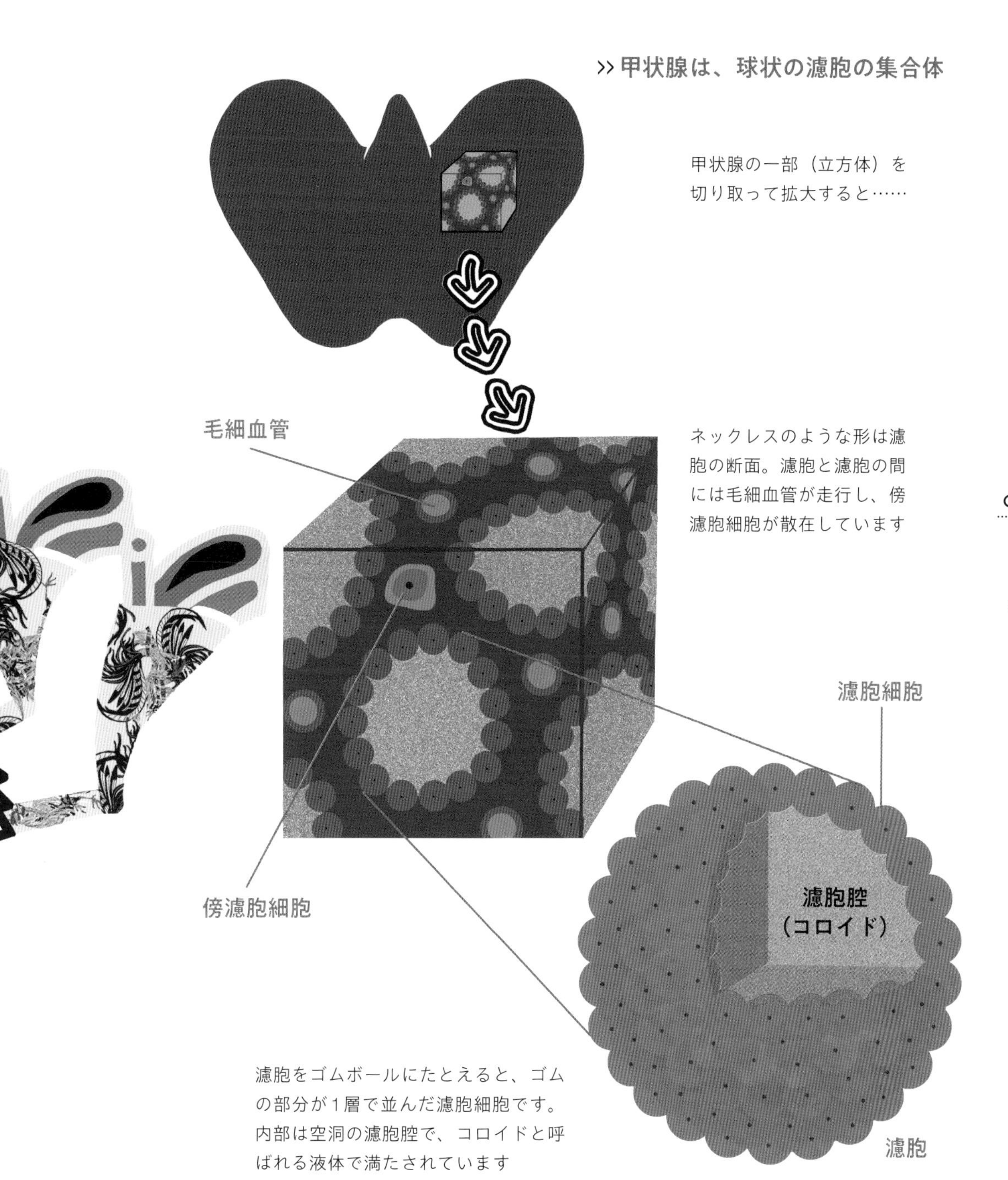

甲状腺の一部（立方体）を
切り取って拡大すると……
毛細血管
ネックレスのような形は濾
胞の断面。濾胞と濾胞の間
には毛細血管が走行し、傍
濾胞細胞が散在しています
濾胞細胞
傍濾胞細胞
濾胞腔
（コロイド）
濾胞

濾胞をゴムボールにたとえると、ゴムの部分が１層で並んだ濾胞細胞です。内部は空洞の濾胞腔で、コロイドと呼ばれる液体で満たされています

Medical File 4

甲状腺ホルモンの誕生

食物から取り込むヨードが濾胞腔で甲状腺ホルモンに！

　ヒトは、必須元素であるヨードを食材から摂取しています。体に吸収されたヨードが甲状腺に集まり、甲状腺ホルモンの材料になります。ヨードは過剰に摂っても不足しても甲状腺機能異常をもたらします。

　また、キャベツ、ブロッコリーなどのアブラナ科の野菜や大豆食品を食べすぎると甲状腺が大きくなり、甲状腺腫（ゴイター）になることがあります。それは甲状腺ホルモンの分泌を阻害するゴイトロゲンという物質が含まれているためですが、大量に食べなければ問題ありません。

　甲状腺ホルモンは2種類あり、トリヨードサイロニン（T_3）とサイロキシン（T_4）という名前がついています。この数字は、それぞれの甲状腺ホルモンについているヨードの数を表していて、ヨードがいかに甲状腺と密接な元素であるかがわかります。

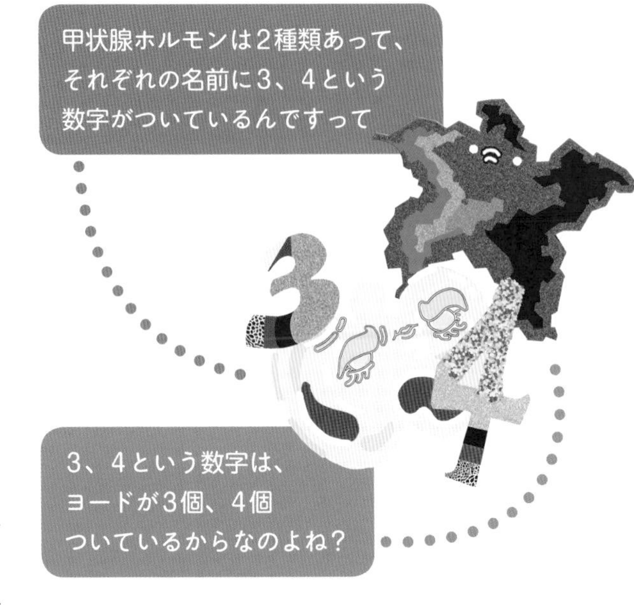

甲状腺ホルモンは2種類あって、それぞれの名前に3、4という数字がついているんですって
3、4という数字は、ヨードが3個、4個ついているからなのよね？

トリヨードサイロニン（T_3）

HO-(I)-O-(I, I)-CH₂-CH-COOH / NH₂

サイロキシン（T_4）

HO-(I, I)-O-(I, I)-CH₂-CH-COOH / NH₂

そうだよ。
ヨードは甲状腺ホルモンの材料なので、私たちにとってなくてはならない元素なんだ

>> 濾胞腔の中の仕組み

甲状腺ホルモンの材料であるヨードは、毛細血管から濾胞細胞を経て濾胞腔に運ばれます。濾胞腔はコロイドという液体で満たされていて、濾胞内で甲状腺ホルモンがつくられ蓄えられています。

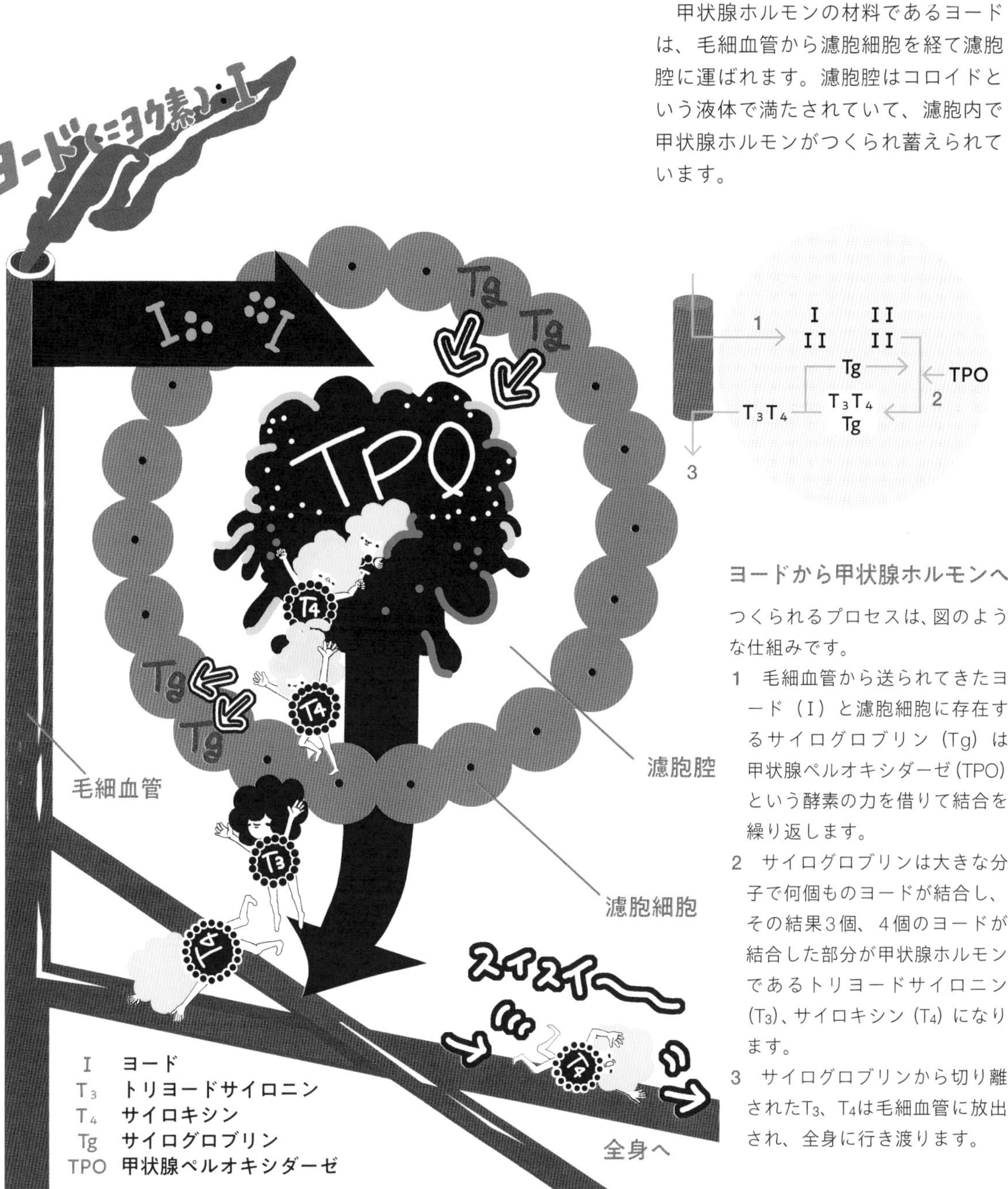

ヨード(=ヨウ素):I
I
I
TPO
Tg
Tg
Tg
Tg
T4
T4
T3
T4
T4
毛細血管
濾胞腔
濾胞細胞
スイスイ〜〜
全身へ
1
2
3
TPO
Tg
T3T4
T3T4 Tg
I ヨード
T3 トリヨードサイロニン
T4 サイロキシン
Tg サイログロブリン
TPO 甲状腺ペルオキシダーゼ

ヨードから甲状腺ホルモンへ

つくられるプロセスは、図のような仕組みです。

1　毛細血管から送られてきたヨード（I）と濾胞細胞に存在するサイログロブリン（Tg）は、甲状腺ペルオキシダーゼ（TPO）という酵素の力を借りて結合を繰り返します。

2　サイログロブリンは大きな分子で何個ものヨードが結合し、その結果3個、4個のヨードが結合した部分が甲状腺ホルモンであるトリヨードサイロニン（T_3）、サイロキシン（T_4）になります。

3　サイログロブリンから切り離されたT_3、T_4は毛細血管に放出され、全身に行き渡ります。

Medical File 5

セーフティ・ネット [1]
タンパク質遊離甲状腺ホルモン

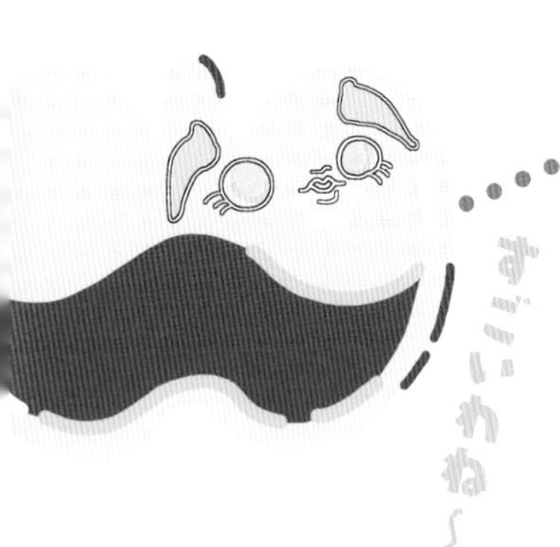

甲状腺ホルモンが
なかったら、
ヒトは生きていけないの

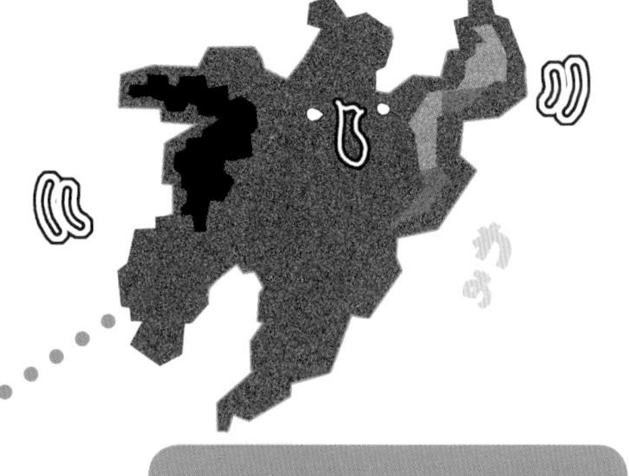

しかも、多くても
少なくてもだめ。
血液中の濃度が
一定でないとね

そのため、何重もの
セーフティ・ネットがあり、
安全対策がなされているから
安心なんだ

目を覚ました甲状腺ホルモンが効力を発揮!

トリヨードサイロニン(T_3)、サイロキシン(T_4)の2種類のホルモンは、そのほとんどがタンパク質と結合しているタンパク質結合甲状腺ホルモンで、活性はなく休んでいる状態です。力を発揮できるホルモンはタンパク質と結合していないタンパク質遊離甲状腺ホルモンで、総甲状腺ホルモンの1%以下です。

ホルモンの必要量が増えると、休んでいた結合ホルモンの結合がはずれて活性のある遊離ホルモンとなり、能力を発揮します。遊離ホルモンはわずかですが、結合ホルモンの備蓄量は多いので使用量が増えても大丈夫です。

タンパク質遊離甲状腺ホルモンは、遊離(Free)の頭文字を取って、FT_3、FT_4と呼ばれます。

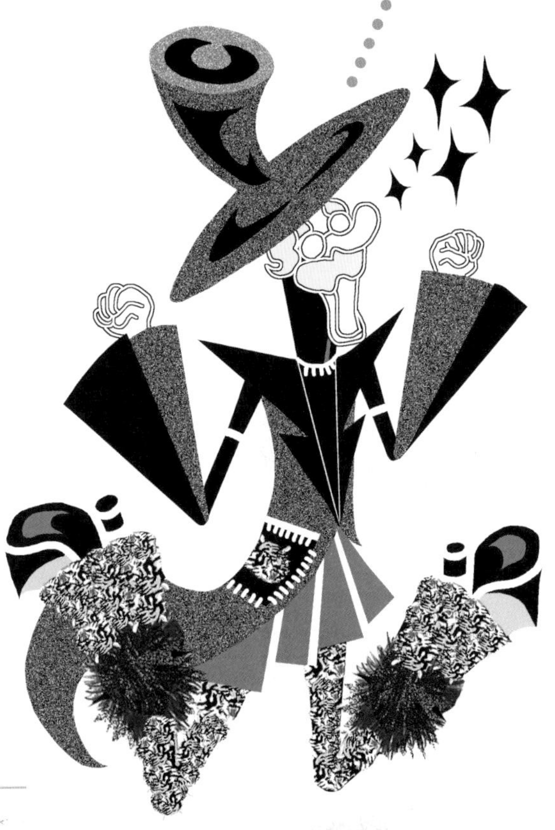

総甲状腺ホルモン

タンパク質結合
甲状腺ホルモン

＋

タンパク質遊離
甲状腺ホルモン

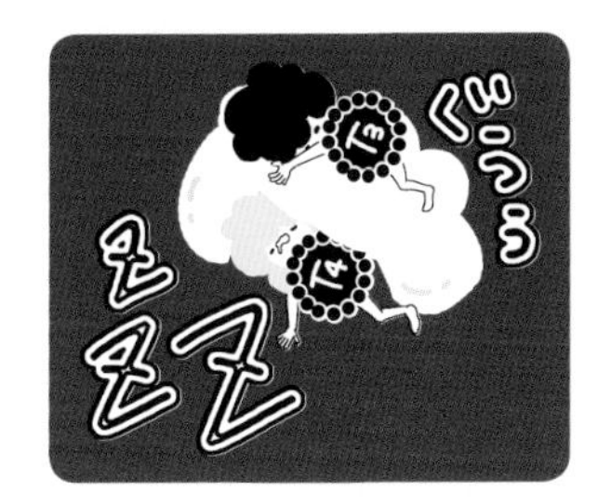

**タンパク質結合
甲状腺ホルモン**

タンパク質と結合した甲状腺ホルモンは、お休み状態。甲状腺ホルモン全体の99%以上

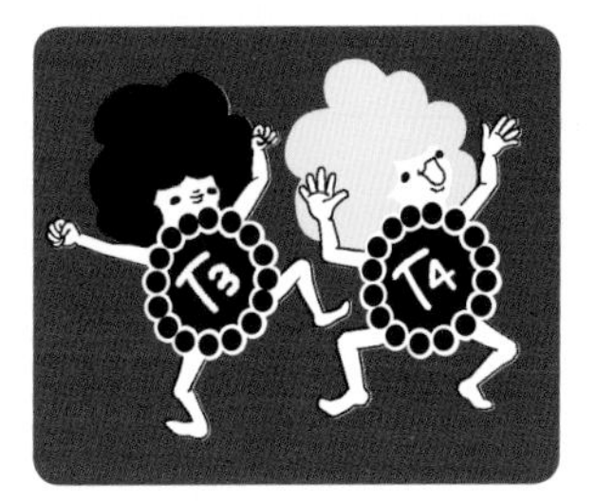

**タンパク質遊離
甲状腺ホルモン**

必要に応じて、タンパク質の結合がはずれて遊離甲状腺ホルモンになり、目が覚めます

›› 活動しているのは全体の1%以下

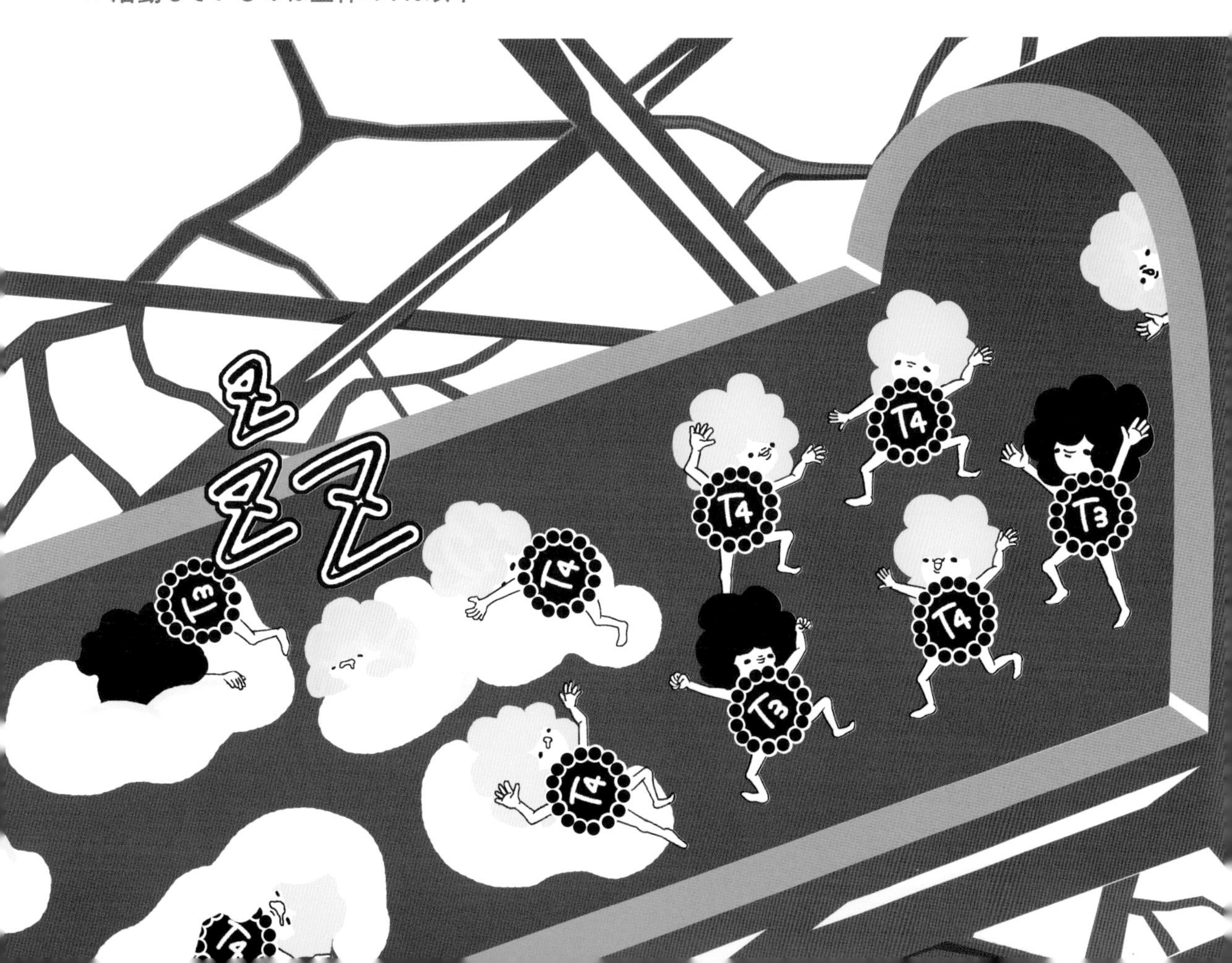

Medical File 6

セーフティ・ネット [2]
T_4からT_3への変身

各臓器に到達したら、より働き者のトリヨードサイロニンに！

半減期の長いT_4は、長時間体内にとどまることができますが、その効力は強くありません。一方、T_3は半減期が短いのですが、効力が強いので実際に働く臓器で活躍します。そこで2種類の甲状腺ホルモンがタッグを組んで、それぞれの長所を生かしています。寿命の長いT_4は、日頃から血液中に多く流れていて、心臓や肝臓などで効力を発揮するときにその場で豪腕なT_3に変身します。FT_4は利用される前に消滅することを覚悟していて、血液中の濃度はFT_3の3～4倍です。

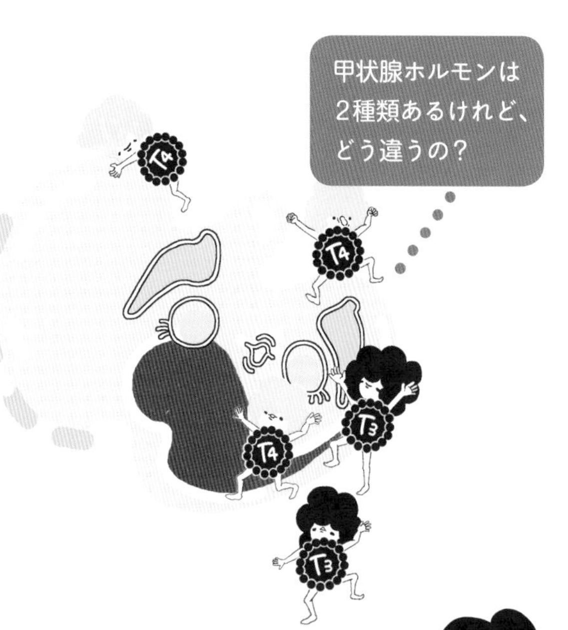
甲状腺ホルモンは
2種類あるけれど、
どう違うの？

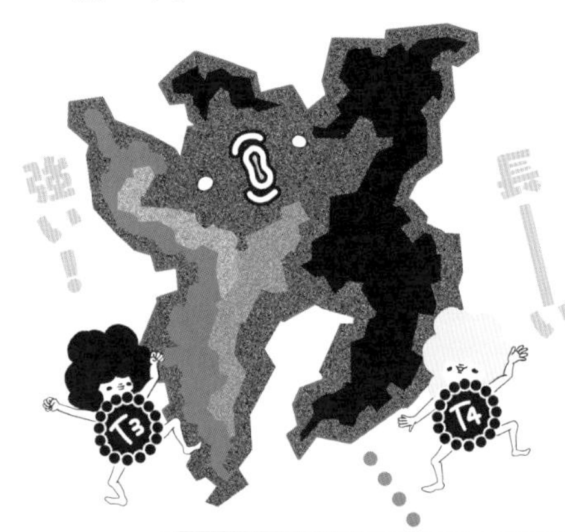

短期集中型のトリヨードサイロニン（T_3）

作用は強いけれど寿命が短いので、その多くは作用を発揮する直前にT_4からT_3に変身したもの

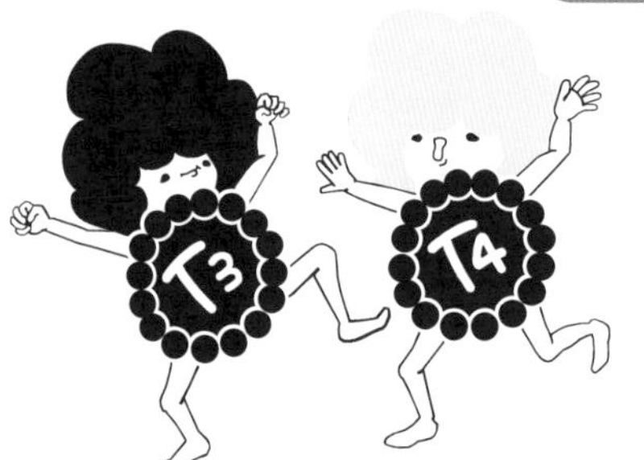

長期防衛型のサイロキシン（T_4）

作用はT_3より弱いけれど寿命が長く、大勢のT_4がT_3の後ろで待機しています

>> 甲状腺ホルモンの変身術

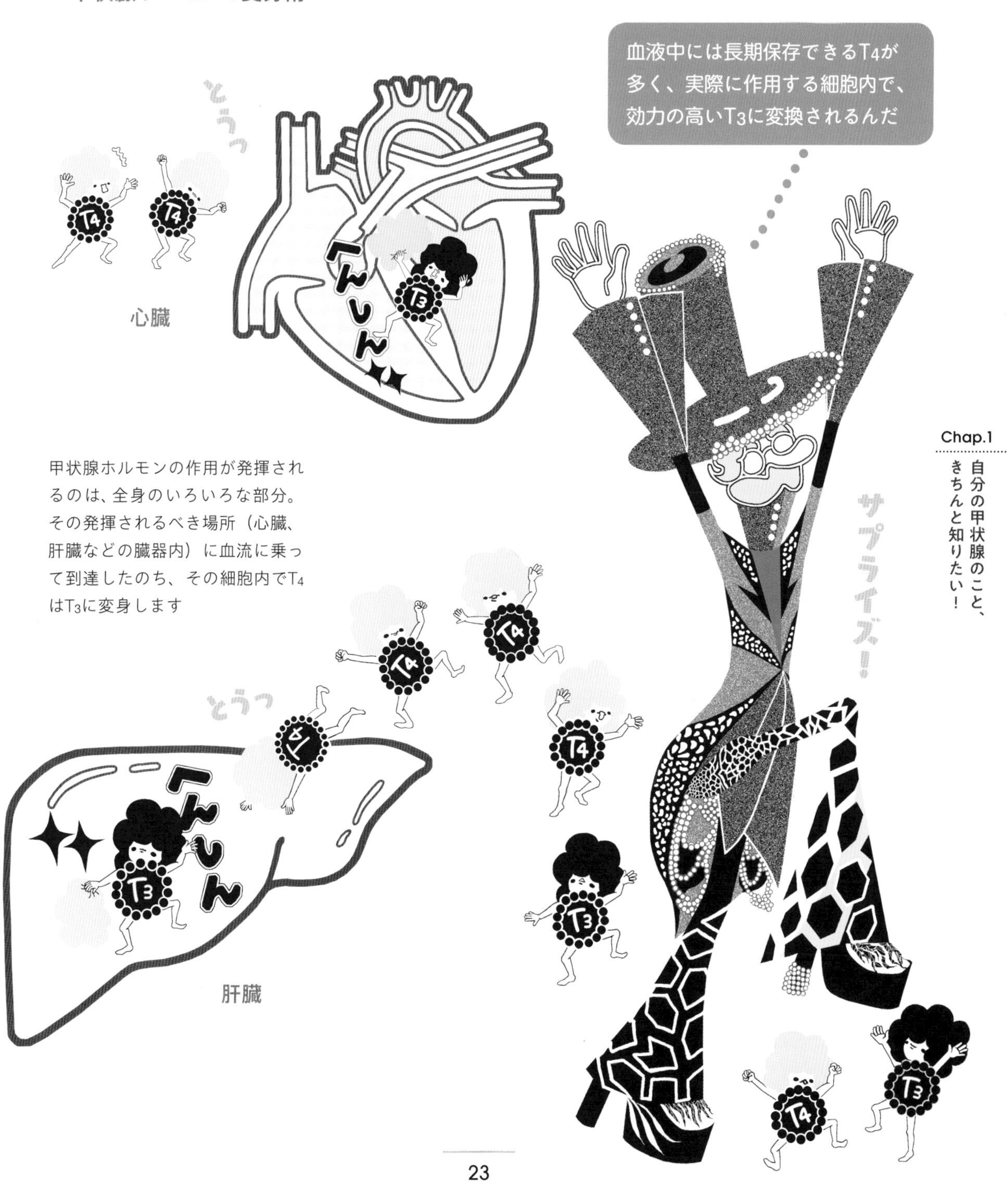

血液中には長期保存できるT_4が多く、実際に作用する細胞内で、効力の高いT_3に変換されるんだ
とうっ
へんしん
心臓
T4
T3
とうっ
へんしん
肝臓
サプライズ！

甲状腺ホルモンの作用が発揮されるのは、全身のいろいろな部分。その発揮されるべき場所（心臓、肝臓などの臓器内）に血流に乗って到達したのち、その細胞内でT_4はT_3に変身します

Medical File 7

セーフティ・ネット[3]
下垂体が司令塔

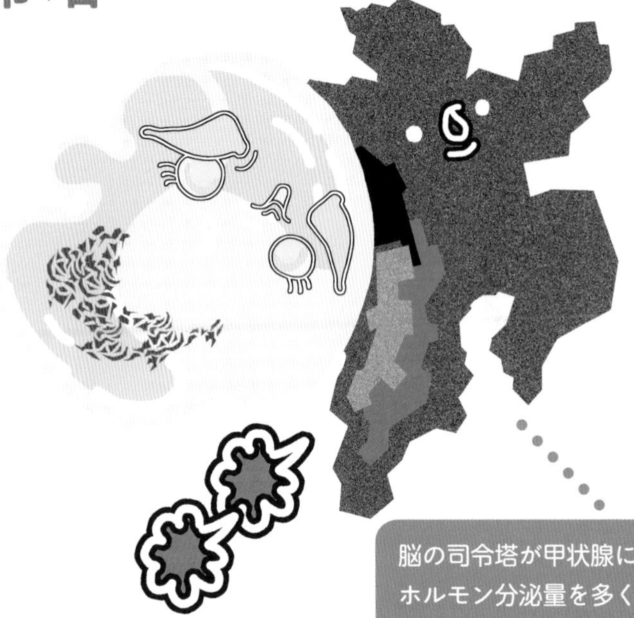

血液中に、いつも適切な
一定量の甲状腺ホルモンを
保つのって難しそうね

脳の司令塔が甲状腺に対して、
ホルモン分泌量を多くしたり
少なくしたりする指示を出し、
一定量にしているんですって

脳内と甲状腺をつなぐ緻密なシステムは感動もの

体の中の甲状腺ホルモンのバランスがくずれると、司令塔である脳の視床下部・下垂体が、甲状腺がつくる甲状腺ホルモンの量を多くしたり、少なくしたり、と調整してくれます。このシステムを視床下部—下垂体—甲状腺軸ネガティブフィードバック機構といいます。

例えば、血液中の甲状腺ホルモンが減少すると、視床下部から分泌される甲状腺刺激ホルモン放出ホルモン（TRH）が増え、それが下垂体から分泌される甲状腺刺激ホルモン（TSH）を増加させます。同時に下垂体は甲状腺ホルモンの減少を直接感知し、TSHを分泌します。両方の作用で増えたTSHが甲状腺に働きかけ、甲状腺ホルモンの分泌を促し、減少したホルモンを元に戻そうとします。

反対に、甲状腺ホルモンが多くなると、TRH、TSHが減少し、甲状腺ホルモンの分泌量を抑えます。

ちなみに、ヒトの体内にはポジティブフィードバック機構もあり、ある物質が多くなったらさらにそれを増やそうとします。赤ちゃんがおっぱいを吸うと下垂体から乳腺刺激ホルモンが出て、さらにお乳が出るようになる関係がそれにあたります。

>> 視床下部—下垂体—甲状腺軸ネガティブフィードバック機構

視床下部—下垂体—甲状腺の連携システムは、図のような関係に。甲状腺ホルモン量のわずかな変化を敏感に察知して、作動する仕組みになっています

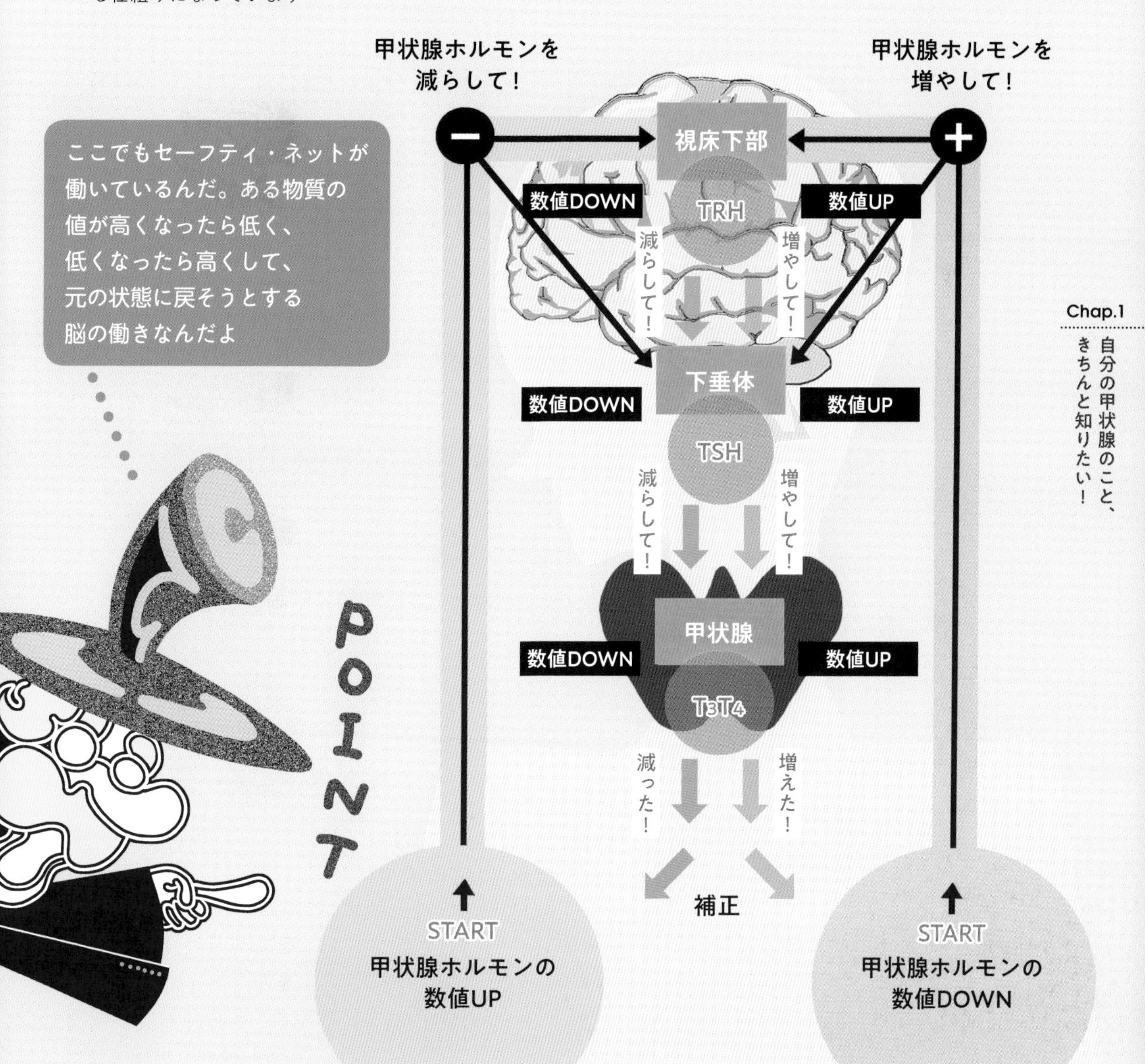

Chapter 2

甲状腺ホルモンって、こんなに大切だったんだ！

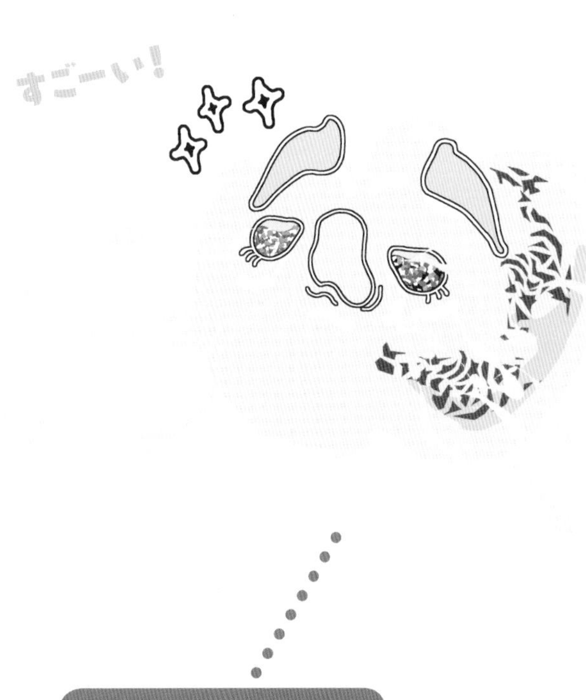

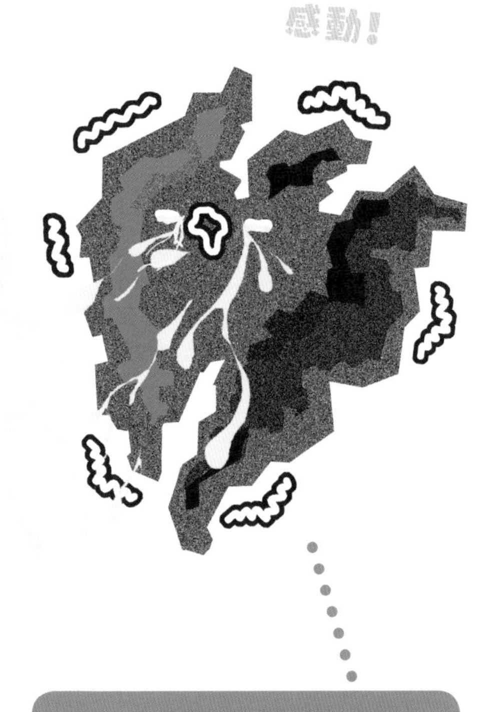

甲状腺ホルモンは、
全身の新陳代謝を
促してくれるんですって！

食べた物が、エネルギーになったり、
血となり肉となる手助けをする
ホルモンなのね？

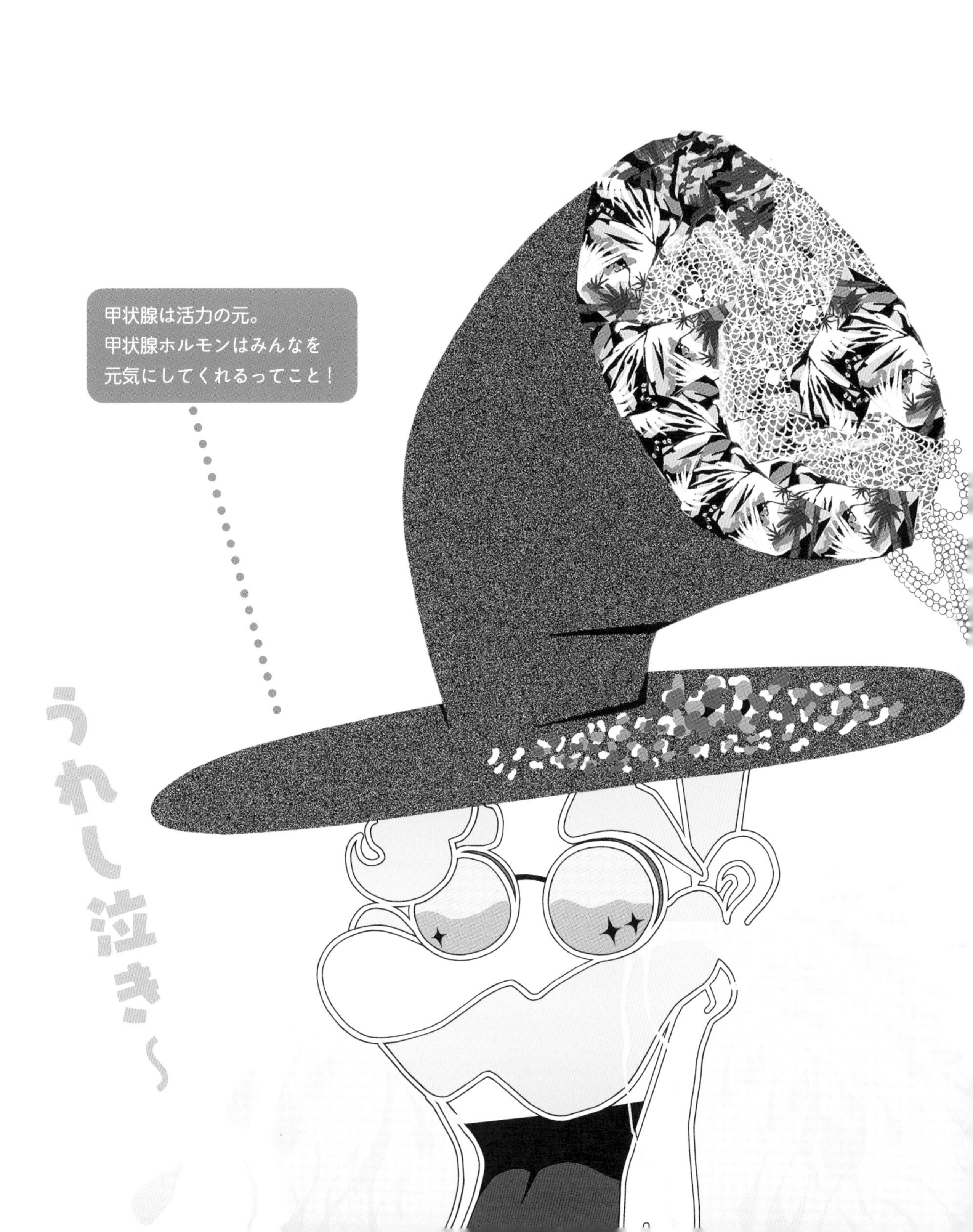
甲状腺は活力の元。
甲状腺ホルモンはみんなを
元気にしてくれるってこと！
うれし泣き〜

Medical File 8

甲状腺ホルモンの作用
ホメオスタシス(生体恒常性維持機構)

ホメオスタシスって何？ 改めて、学習しよう！

体に変化が生じたとき、生体は自然と元に戻り、一定の状態を保とうとします。これがホメオスタシス(生体恒常性維持機構)で、内分泌系、神経系、消化器系など、さまざまな系統の連携によって維持されていますが、甲状腺はその重要な役割を担っている内分泌系の器官のひとつです。

甲状腺ホルモンの役割で
特に重要なことは何？

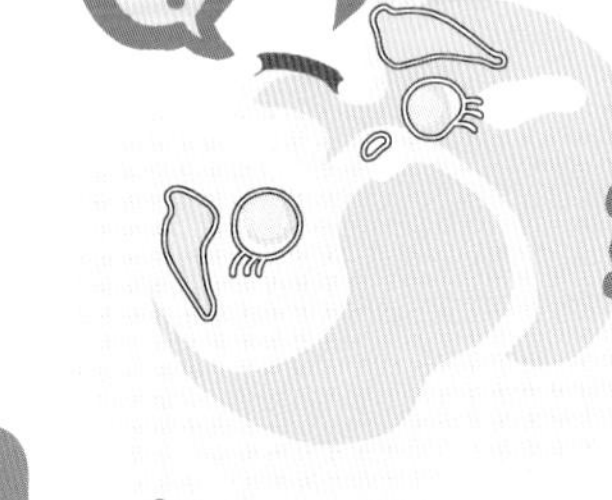

甲状腺ホルモンは、
体に変化があったときに、
元に戻して一定の状態を
保とうとしてくれる働きが
あると聞いたわ

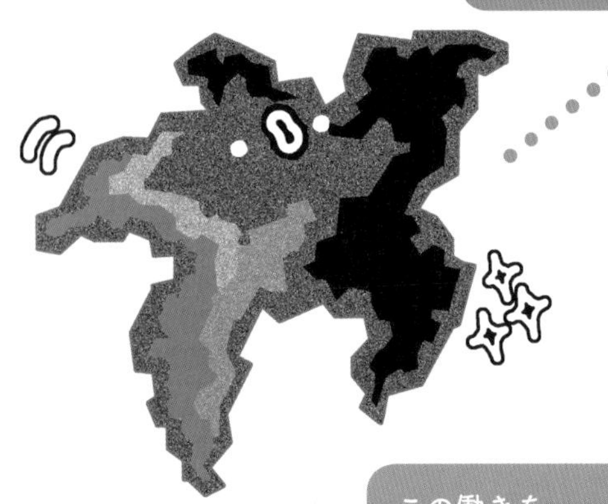

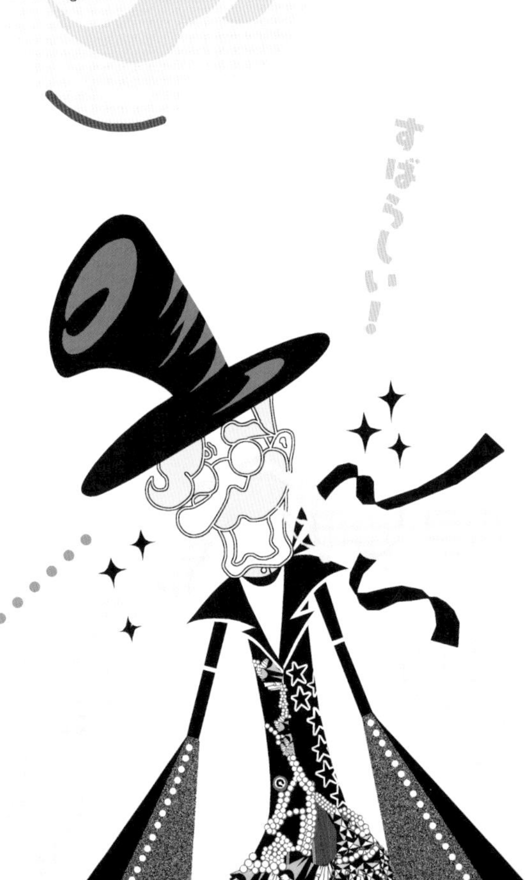

この働きを
ホメオスタシス
(生体恒常性維持機構)と
いうんだ

甲状腺が盛んに働く状況とは？

危機にさらされると、甲状腺ホルモンが盛んに働いてくれます。甲状腺ホルモンは新陳代謝を促進するため、体に必要なエネルギーを生み出したり、くずれかかった体内バランスを修正します。

健康を保つうえで欠かせない甲状腺の機能のひとつです。

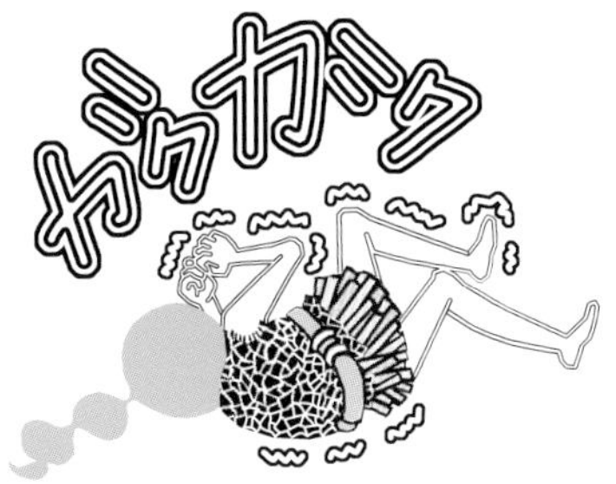

低体温

気温が下がると、甲状腺ホルモンは寒冷に耐えるために体温を上げようとします

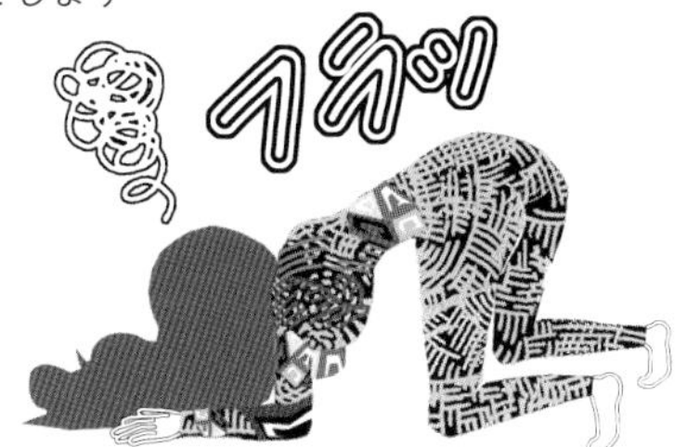

低血圧

血圧が下がると、甲状腺ホルモンは心臓が送り出す血液量を増やし、血圧を維持しようとします

低血糖

新陳代謝が高まると糖の消費が増えるため、甲状腺ホルモンは新陳代謝を亢進(こうしん)させると同時に消化管からの糖の吸収を高めます

甲状腺が体の働きを抑える状況とは？

生体が異常をきたしたとき、それを修復するために甲状腺はホルモンの分泌を調整します。たとえそのせいで甲状腺ホルモン値が異常をきたしたとしても、それは甲状腺自体に病気があるのではなく、生体恒常性維持という目的のために甲状腺が働いた結果です。

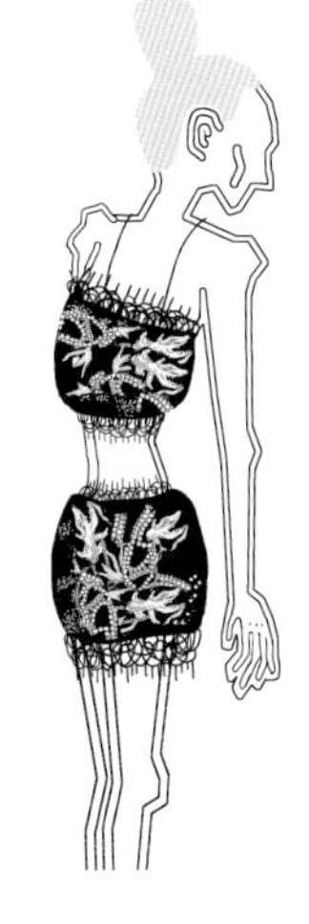

飢餓状態

拒食症や極端なダイエットといった飢餓状態になり栄養が不足すると、消費エネルギーを節約するため、甲状腺ホルモン値は低下します

老衰、がんの末期

甲状腺ホルモンは全身の臓器の働きを活発にさせます。老衰やがんの末期などで体の各臓器の機能が衰えると、臓器を酷使しないように新陳代謝を抑える目的で、甲状腺ホルモン値は低下します

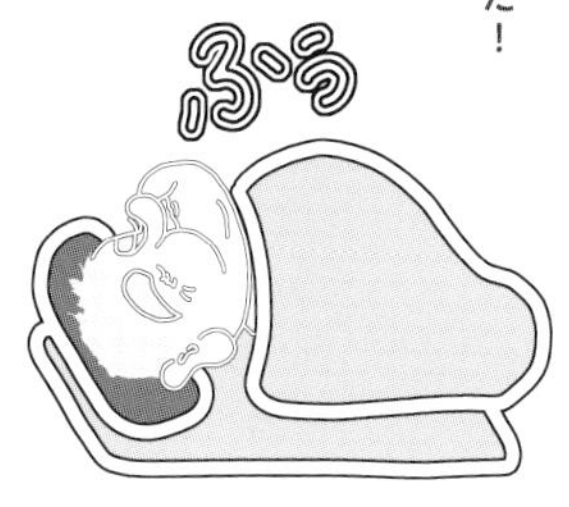

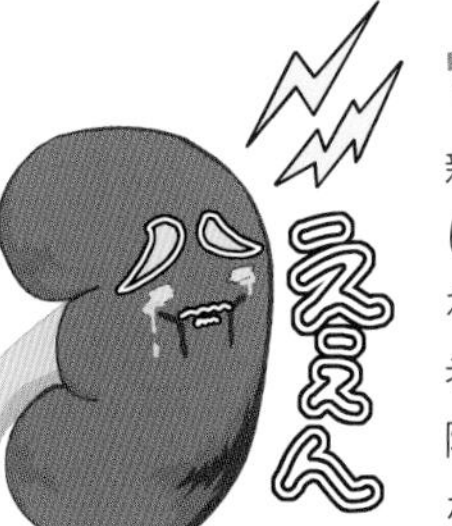

腎不全

新陳代謝の結果できた老廃物は、腎臓で尿となって排出されます。腎不全に陥った場合、老廃物がたまらないように新陳代謝を抑えるため、甲状腺ホルモン値は低下します

Medical File 9

甲状腺ホルモンの作用
胎児への影響

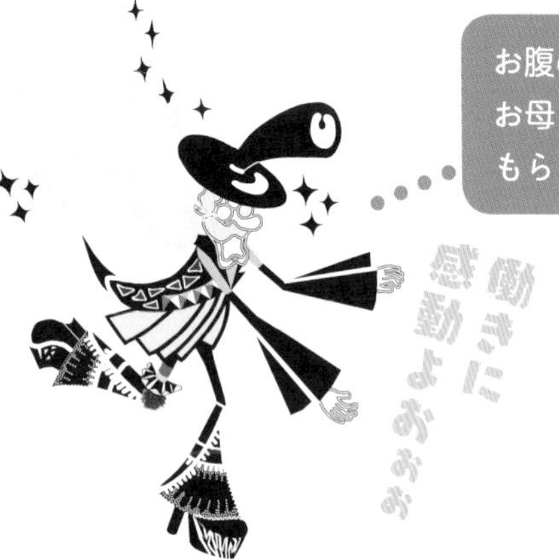

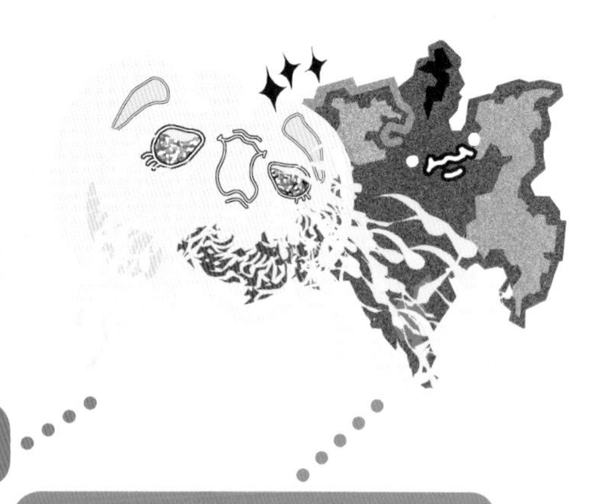

お腹の中の赤ちゃんは、
お母さんから甲状腺ホルモンを
もらっているんだ

だから大きくなれるのね

そうね。妊婦さんの甲状腺機能は、
胎児に影響するから大切なの

妊娠中の甲状腺ホルモン値の管理は大切。新しい命の成長もしっかりと守ってくれる！

妊娠5～12週頃の脳や骨などが形成される器官形成期には、胎児が成長するうえで甲状腺ホルモンはなくてはなりません。しかし胎児の甲状腺は妊娠20週頃に完成するので、それまでは母体からの甲状腺ホルモンの供給がたいへん重要です。そこで妊娠10週前後になると供給量が確保されるよう、母体の甲状腺機能が少し高めに維持されます。

正常値を超えて高くなった場合を妊娠性一過性甲状腺機能亢進症と診断しますが、まさに一過性で、胎児が自分で甲状腺ホルモンをつくれるようになる妊娠20週までには自然に元に戻るので、治療の必要はありません。

妊娠性一過性甲状腺機能亢進症の妊婦さんは、つわりにひどく悩まされがちです。しかし、それも赤ちゃんへの甲状腺ホルモンが十分足りている証（あかし）と考えると、つらさもやわらぐかもしれません。

甲状腺ホルモン高値

甲状腺ホルモンは胎児の成長を促します。しかし多すぎると、お母さんのお腹の中でいわば大人の状態になってしまい、成長が止まります。また、流産・早産、母体の妊娠高血圧症候群などのリスクが高くなります。

甲状腺ホルモン低値

甲状腺ホルモンが不足すると胎児の成長が阻害され、発育不全、流産・早産の原因になります。母体ではなく、胎児自身になんらかの病気がある先天性甲状腺機能低下症は、クレチン症と呼ばれます。

>> 胎児の脳・骨の成長に必須！

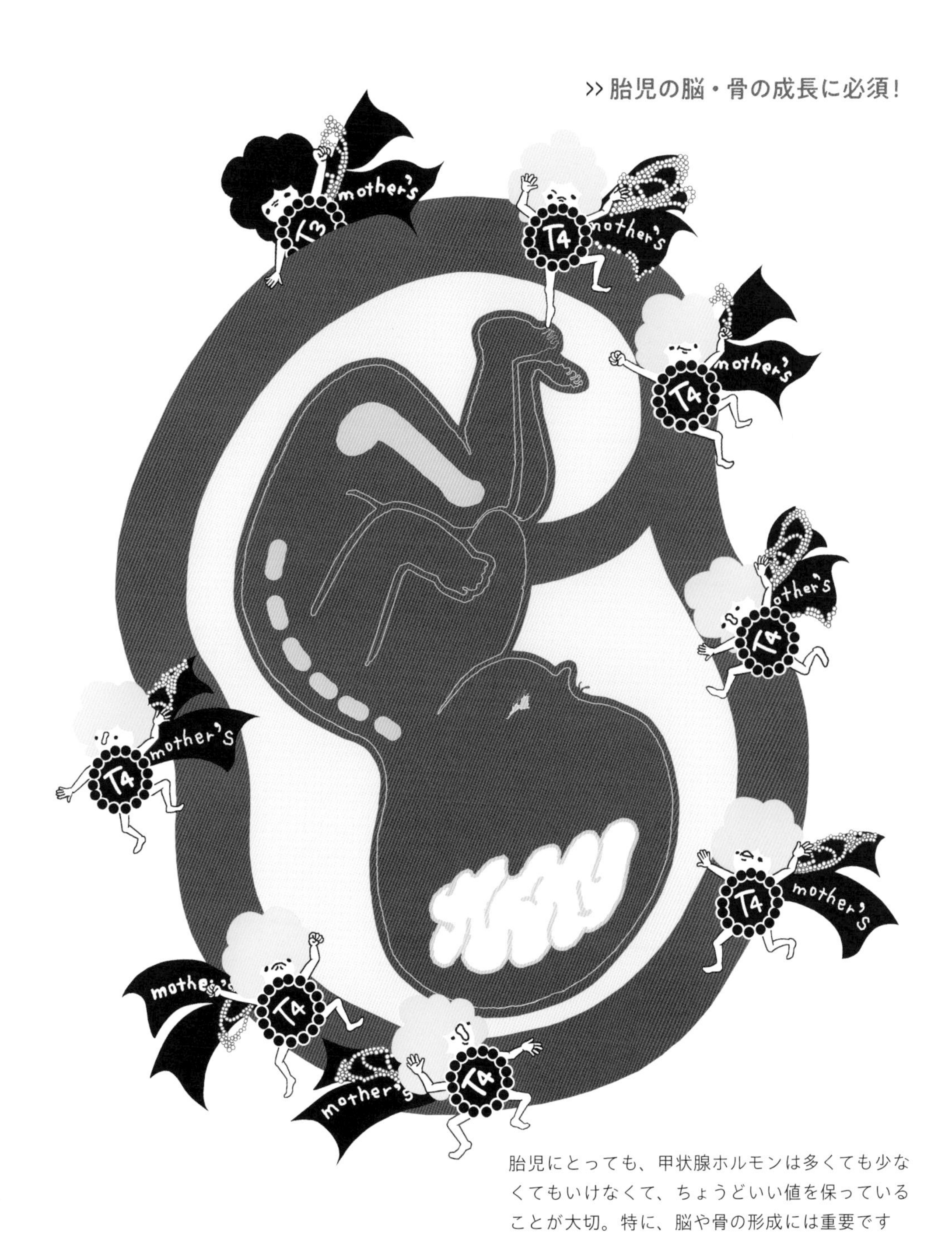

胎児にとっても、甲状腺ホルモンは多くても少なくてもいけなくて、ちょうどいい値を保っていることが大切。特に、脳や骨の形成には重要です

Medical File 10

甲状腺ホルモンの作用
骨

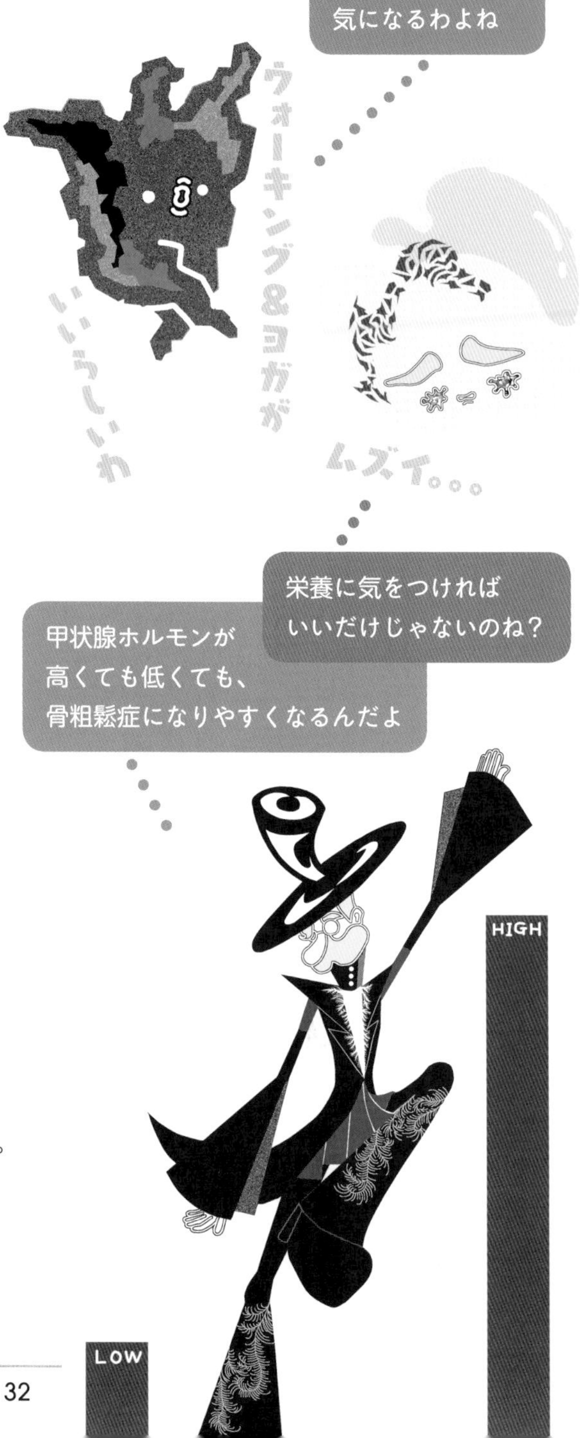

女性は骨粗鬆症が
気になるわよね
ウォーキング&ヨガが
いいらしいわ
ムズイ。。。
栄養に気をつければ
いいだけじゃないのね？
甲状腺ホルモンが
高くても低くても、
骨粗鬆症になりやすくなるんだよ
HIGH
LOW

特に更年期以降に影響のある骨形成と骨吸収のこと

骨は、硬い物体のように見えますが、甲状腺ホルモンの作用を受けて日々新陳代謝をしながら生きています。新しい骨の成分がつくられ（骨形成）、古くなると溶けて壊されます（骨吸収）。骨形成と骨吸収が同時に行われ、両者のバランスがとれて骨密度が保たれているのです。

骨形成を担っている骨芽細胞は骨の主成分であるカルシウムをため込んで、自らが成熟した骨細胞に成長し、新しい骨ができあがります。骨吸収を行っている破骨細胞は、周囲の骨細胞を溶解して古くなった骨を壊します。骨から溶解して漏れ出たカルシウムは血液中に移動しますが、血液から見ると骨に蓄えられていたカルシウムを吸収していることになるので、骨吸収と呼びます。古い骨が新しい骨に置き換わる骨代謝は骨芽細胞と破骨細胞が連携して行っているので、両細胞の足並みがそろわないと健康な骨はできず、骨粗鬆症（こつそしょうしょう）に陥ります。

このように、骨芽細胞と破骨細胞は甲状腺ホルモンの影響を受けて代謝し続けているので、甲状腺ホルモン異常は骨粗鬆症の原因になるのです。

>> 骨の生まれ変わり

骨形成を担当する骨芽細胞と骨吸収を行う破骨細胞のバランスがとれないと、骨粗鬆症に！

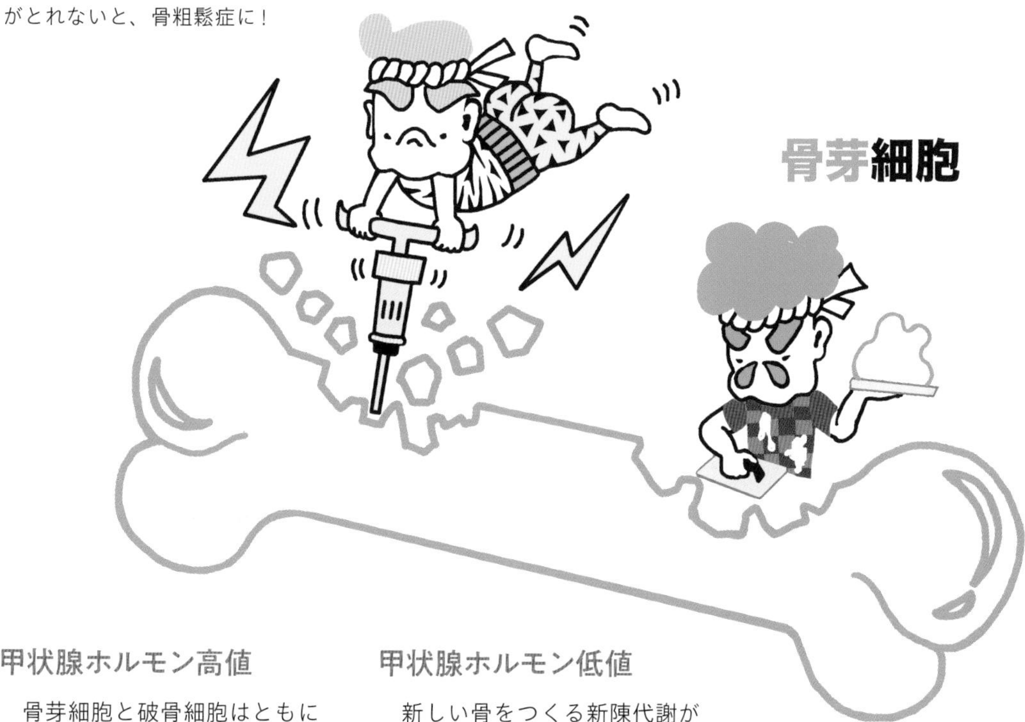

甲状腺ホルモン高値

骨芽細胞と破骨細胞はともに過度に働きますが、骨を破壊する破骨細胞のほうがより働き、骨代謝回転亢進型の骨粗鬆症を引き起こします。

甲状腺ホルモン低値

新しい骨をつくる新陳代謝が低下し、骨代謝回転低下型の骨粗鬆症を引き起こします。

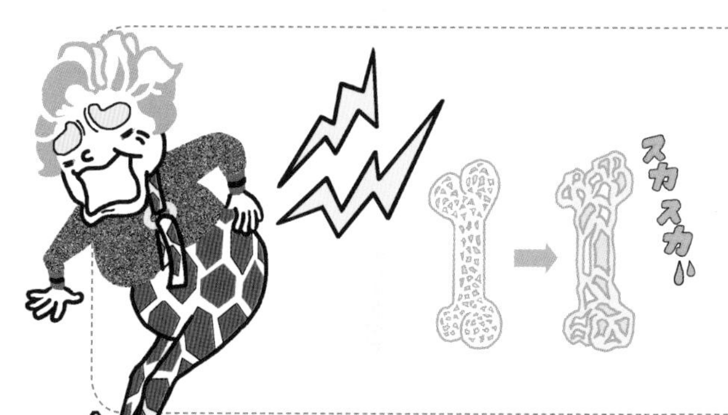

骨粗鬆症とは？

骨が硬いのは、カルシウムとコラーゲンでできているからです。鉄筋コンクリートにたとえると、コンクリートがカルシウムで、鉄筋がコラーゲンです。どちらも不足・劣化すると骨が脆弱（ぜいじゃく）になり、骨折しやすくなります。この状態を骨粗鬆症といいます。

Medical File 11

甲状腺ホルモンの作用 消化管

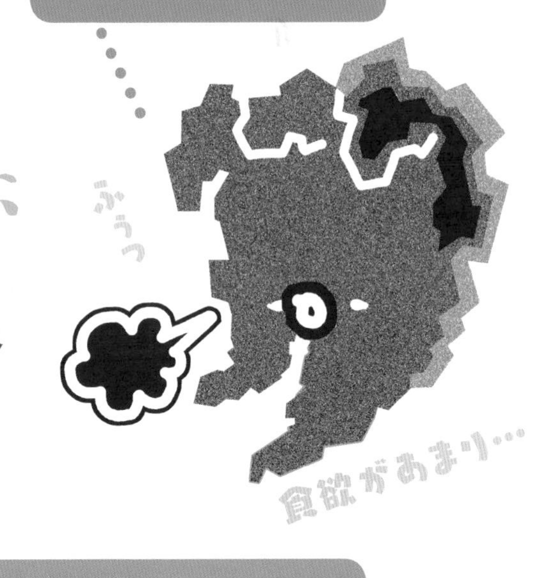

たくさん食べているのに、
お腹が空くんです
私は逆よ。食べていないのに、
食欲があまりないし……
ぐぅぅ
ふぅっ
食欲があまり…

毎日の消化活動にも影響が大きい！

食べ物は口から入り、咽頭、食道、胃、十二指腸、小腸、大腸を通って肛門から便となって外に出ます。これらが一本の管としてつながっていて、消化管と呼ばれます。消化管内には食物を消化するための消化酵素が分泌されていて、膵液（すいえき）を分泌している膵臓、胆汁を分泌する肝臓、胆汁を蓄えておく胆嚢（たんのう）を合わせて消化器と呼びます。

消化管は、蠕動（ぜんどう）運動（食物を少しずつ押し出す動き）で食物を移動させながら消化し、栄養・水分を吸収します。甲状腺ホルモンはその過程を促進しています。

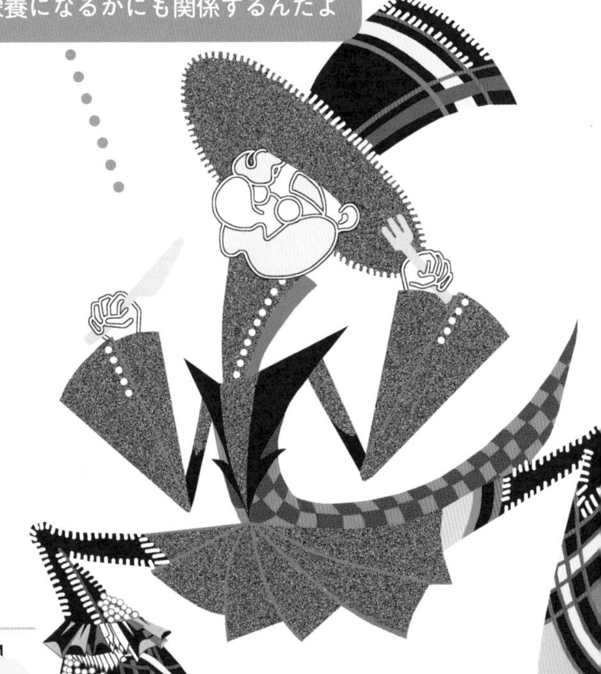

甲状腺ホルモンは食欲だけでなく、
食べた物が体の中でどのように
栄養になるかにも関係するんだよ

>> 消化管運動亢進による食欲増進

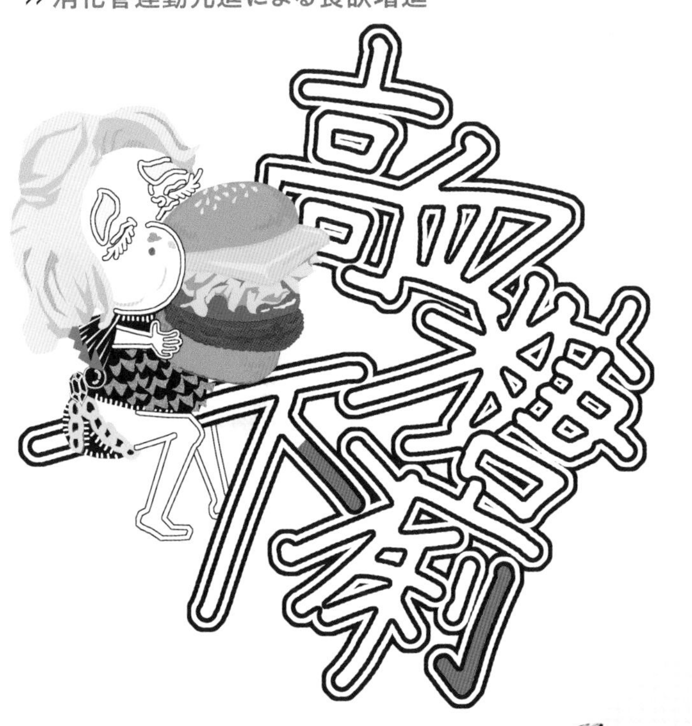

甲状腺ホルモン高値

消化管の蠕動運動が活発になり、消化・吸収が亢進します。食べた物は胃から早くなくなり吸収され、空腹を感じますが、蠕動運動が速いため十分吸収されず、軟便・下痢になります。糖の吸収が早まると食後高血糖を起こします。

>> 消化管運動低下による食欲減退

甲状腺ホルモン低値

消化管の蠕動運動が低下し、消化・吸収が抑制されます。消化管の働きが低下するので、食欲減退、便秘を引き起こしますが、悪化すると腸閉塞に陥ることもあります。

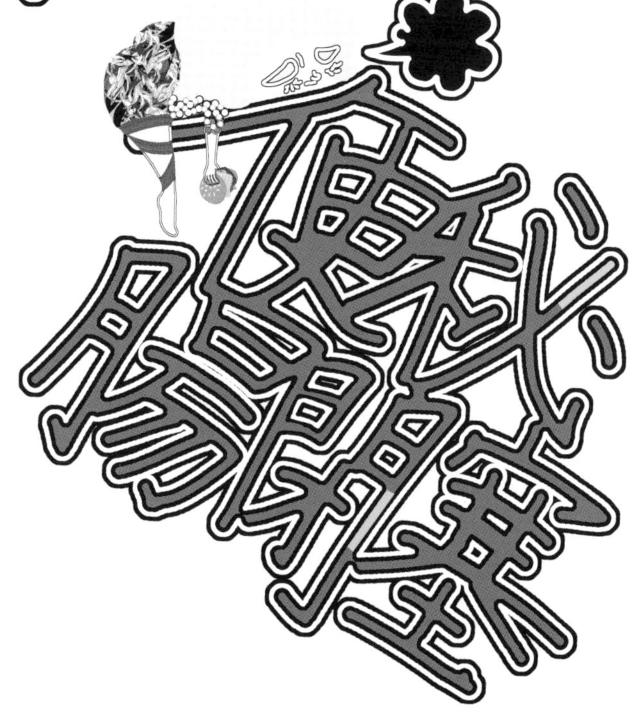

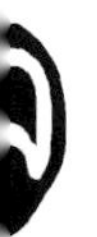

Medical File 12

甲状腺ホルモンの作用 肝臓

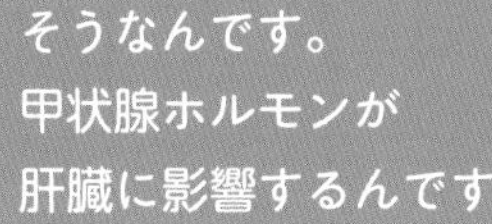

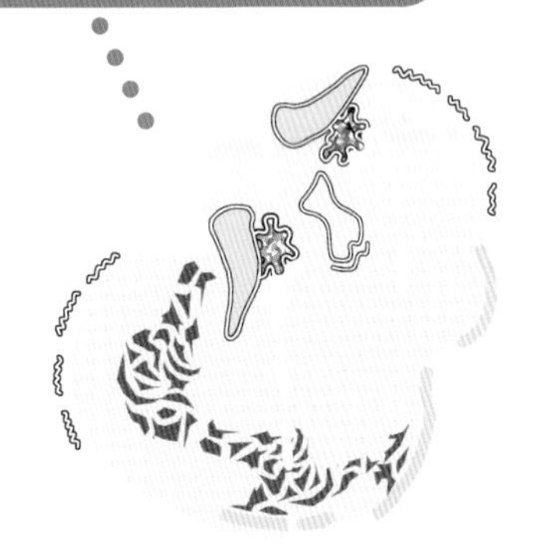

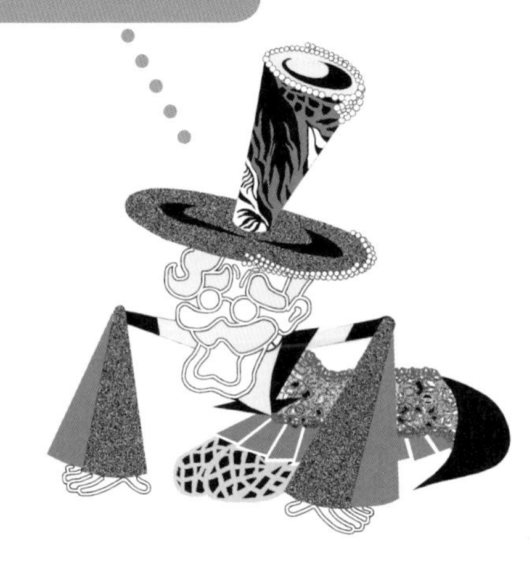

血液検査で肝機能に
異常があると言われたの
え！ 肝機能異常？
私はコレステロール値が
高いって
そうなんです。
甲状腺ホルモンが
肝臓に影響するんです

>> 甲状腺ホルモンとLDLコレステロールの関係

甲状腺ホルモン	LDLコレステロール
高値	低下
低値	上昇

肝臓の障害、コレステロール値の異常も甲状腺ホルモンに原因が!?

心臓から送り出されて全身を巡る血液量を心拍出量といい、平均的な成人男子でおよそ毎分5リットルもあります。

左心室から体の隅々まで循環して酸素や栄養を送った後に右心房へ戻ってきた（大循環）血液は、右心室から肺に送られて酸素が豊富な血液となり、左心房に戻ります（肺循環）。

甲状腺ホルモンが多くなると、この心拍出量が増えます。厚い筋肉でできた左心室は増えた血液量を送り出すことができても、筋肉の壁が薄い右心室は左心室ほど増やせません。右心室で処理できなかった血液は心臓の手前にある肝臓にうっ滞して、肝機能の指標であるALT、AST、γ-GTPが上昇します（うっ血性肝障害）。

また、甲状腺ホルモンは、LDLコレステロール（悪玉コレステロール）を肝臓に輸送して血中濃度を低下させるLDL受容体を増やします。したがって、甲状腺ホルモンが多いと低LDLコレステロール血症、少ないと高LDLコレステロール血症になります。

>> うっ血性肝障害

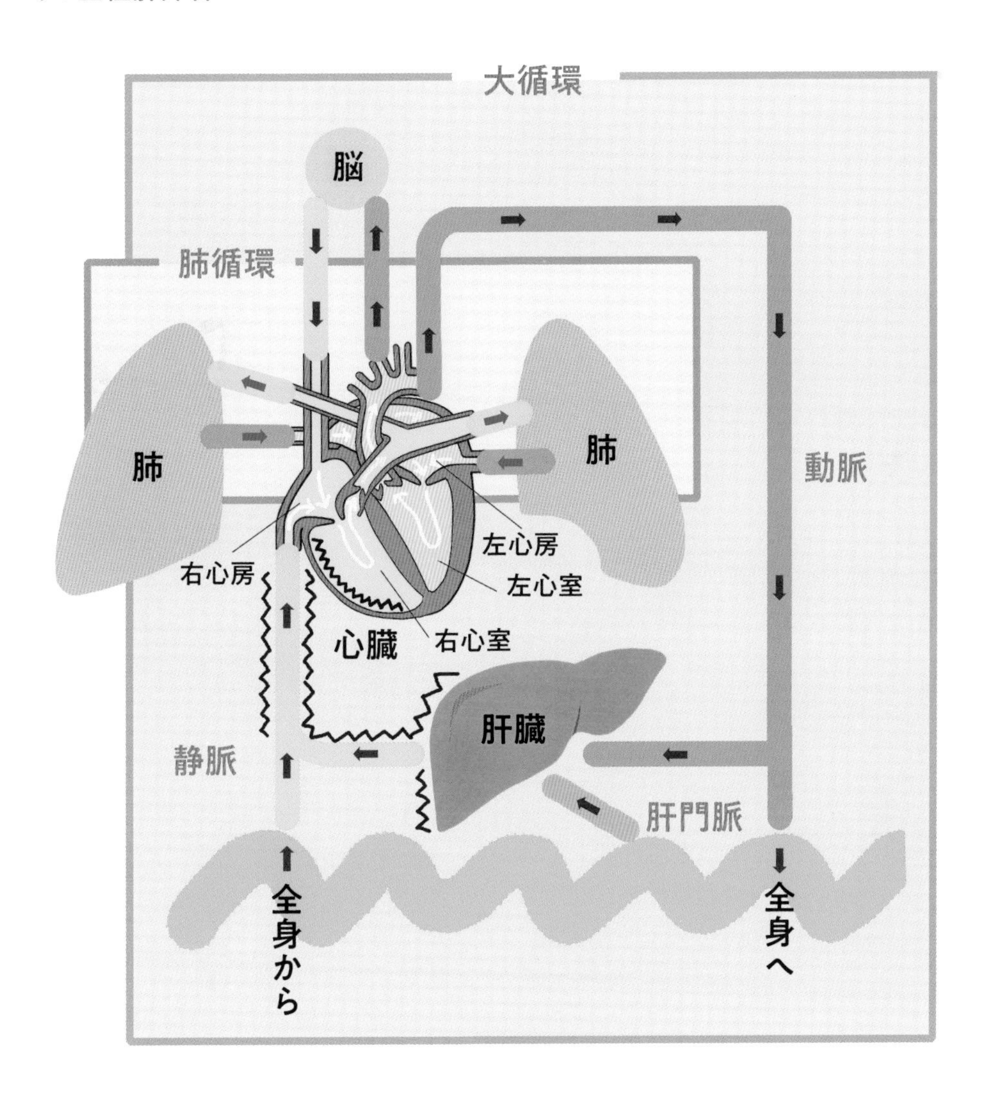

大循環　**左心室➡全身（肝臓など）➡右心房（赤い矢印）**
肺循環　**右心室➡肺➡左心房（青い矢印）**

上の絵のように右心室に滞った血液が肝臓にうっ滞すると、
肝臓は機能異常を起こし、うっ血性肝障害になります

Medical File 13

甲状腺ホルモンの作用
全身へ

甲状腺ホルモンは
甲状腺でつくられるのよね

そして、甲状腺ホルモンは
体を元気にしてくれるのね？

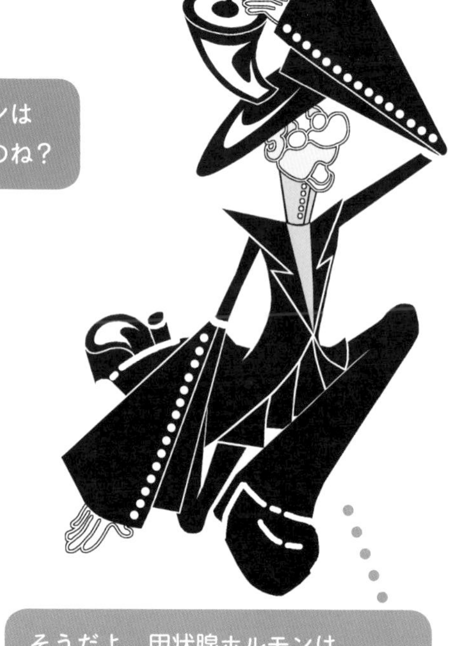

そうだよ。甲状腺ホルモンは
血流に乗って全身に行き届くからね

甲状腺ホルモンの受容体はどこに？

甲状腺ホルモンは全身の新陳代謝を促すように働くので、全身の細胞に甲状腺ホルモン受容体があります。

ホルモンは、それぞれ固有の受容体と結合して作用を発揮しますが、受容体を備えた細胞はそのホルモンの標的細胞と呼ばれます。そして、受容体が標的細胞のどこにあるかによって、ホルモンの働き方が違ってきます。

ホルモンには水に溶ける水溶性ホルモンと、水には溶けず脂質に溶ける脂溶性ホルモンがあり、甲状腺ホルモンは脂溶性です。

細胞膜は脂質でできているため、水溶性ホルモンは膜を透過できず、受容体は細胞膜にあります。一方、脂溶性ホルモンは細胞膜を透過するので、細胞内に受容体があります。脂溶性ホルモンは血液中に長時間存在し、細胞内に入った後、受容体に結合して作用を発揮するプロセスにも時間がかかります。

したがって、甲状腺ホルモンは瞬時に作用を発揮するのではなく、時間をかけて作用するという生命を維持するのにふさわしい性質を持っているといえます。

>> 全身の臓器に到達

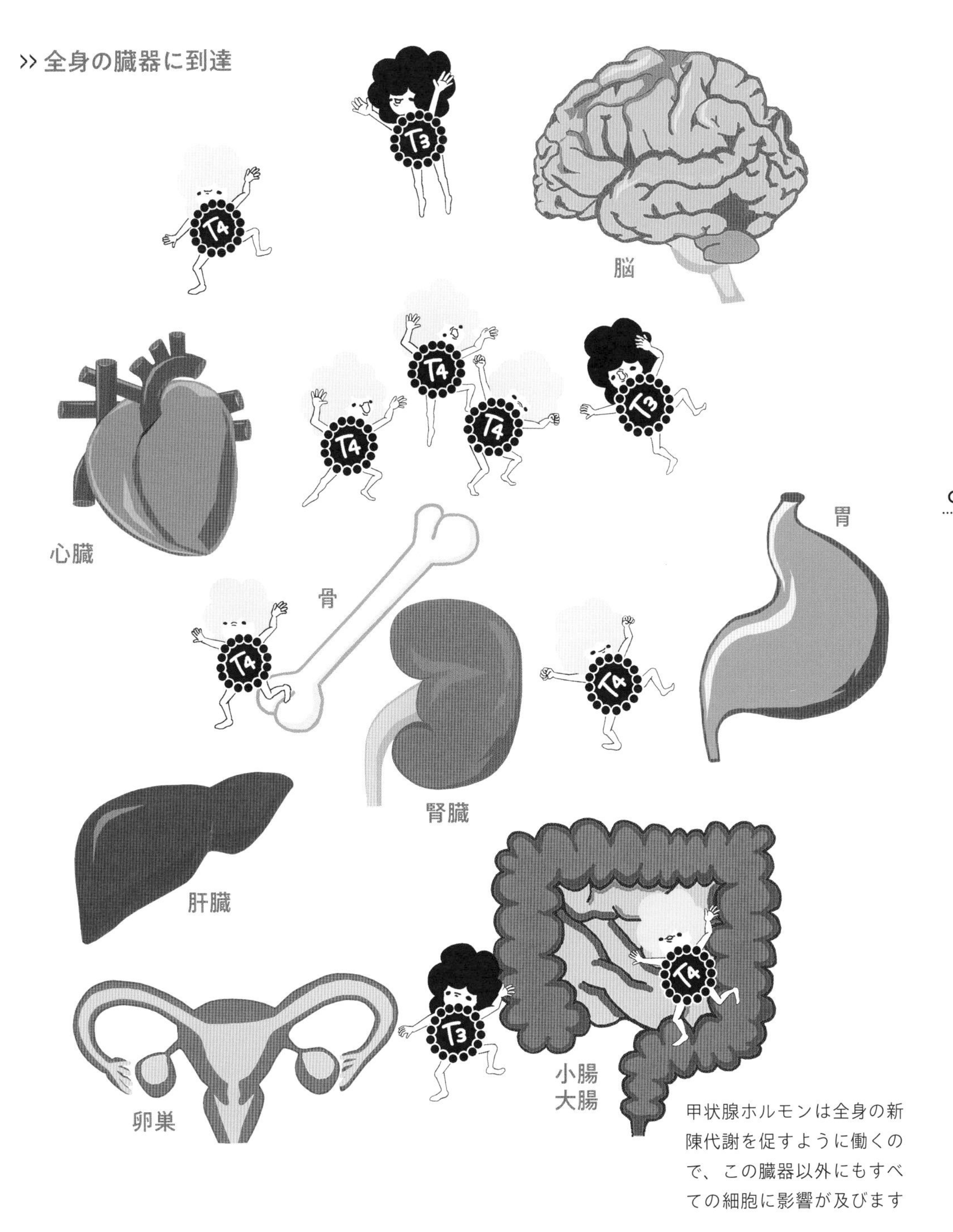

甲状腺ホルモンは全身の新陳代謝を促すように働くので、この臓器以外にもすべての細胞に影響が及びます

汗は出るし、疲れるし、
イライラするし、
食欲が止まらないけど
痩せすぎているし……

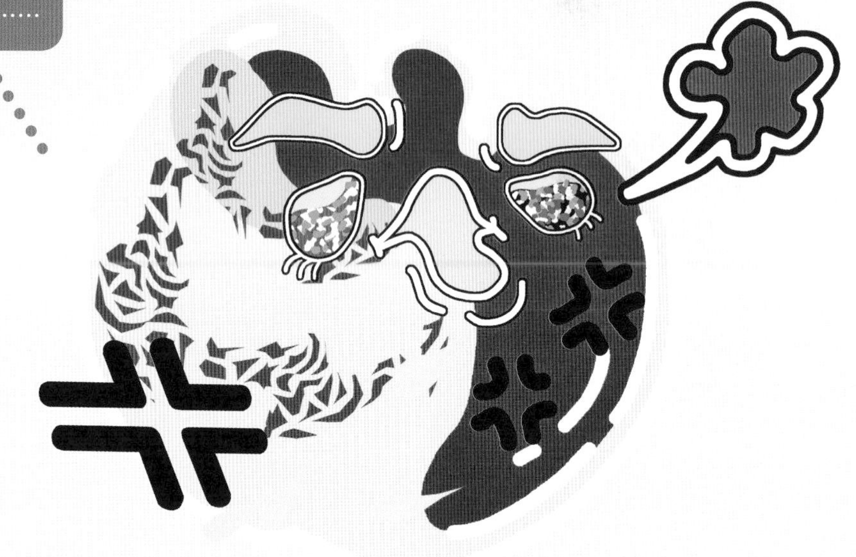

Chapter 3

バセドウ病と橋本病、その症状の共通点・相違点

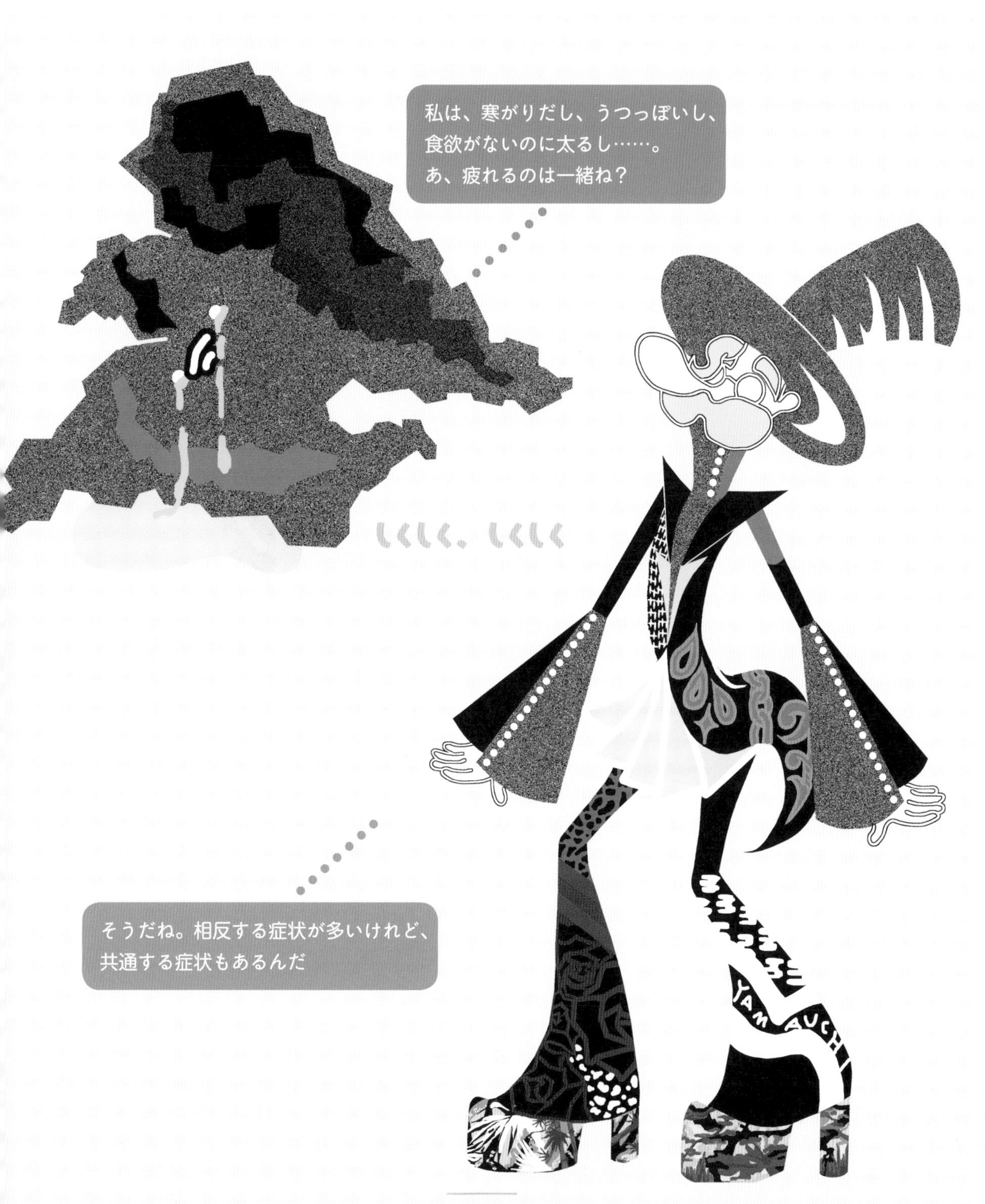
私は、寒がりだし、うつっぽいし、
食欲がないのに太るし……。
あ、疲れるのは一緒ね？
しくしく、しくしく
そうだね。相反する症状が多いけれど、
共通する症状もあるんだ
YAMAUCHI

Medical File 14

バセ子とハッシーの症状を比べる

バセドウ病（甲状腺機能亢進症の症状）

暑がり

汗をかく、喉が渇く、皮膚掻痒感

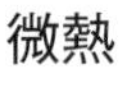

微熱

イライラ感

早口になる

動きすぎて疲れる、息切れがする

食欲旺盛

軟便、下痢

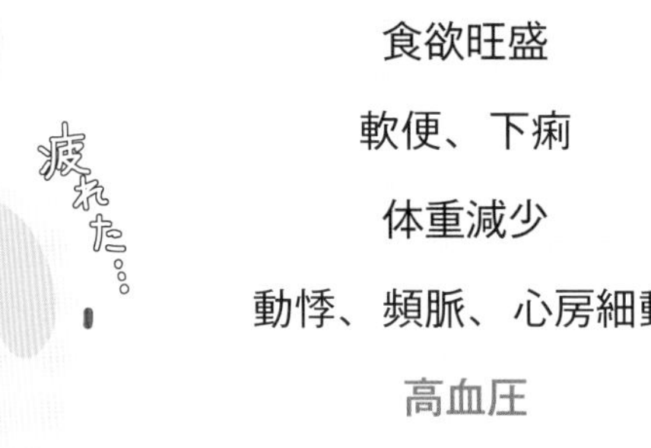

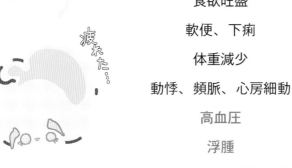

体重減少

動悸、頻脈、心房細動

高血圧

浮腫

手足が震える（手指振戦）

筋力低下（筋の萎縮）

上眼瞼後退・眼球突出

びまん性甲状腺腫（甲状腺が働きすぎて腫れる）

希少月経

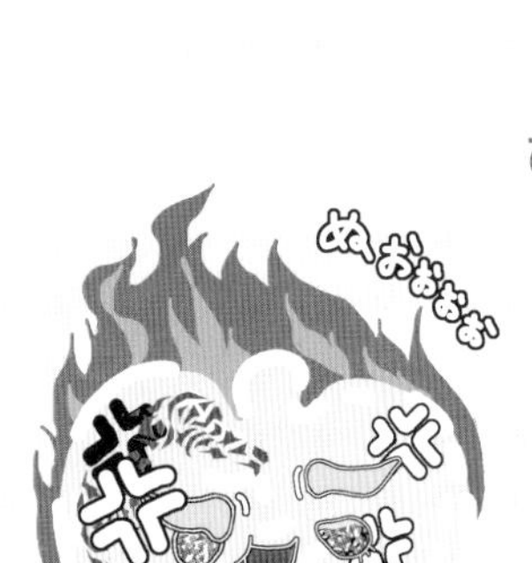

脱毛（毛が生えそろわない）

LDLコレステロール低値、中性脂肪低値

骨粗鬆症（骨代謝回転亢進型）

貧血（鉄の消耗）

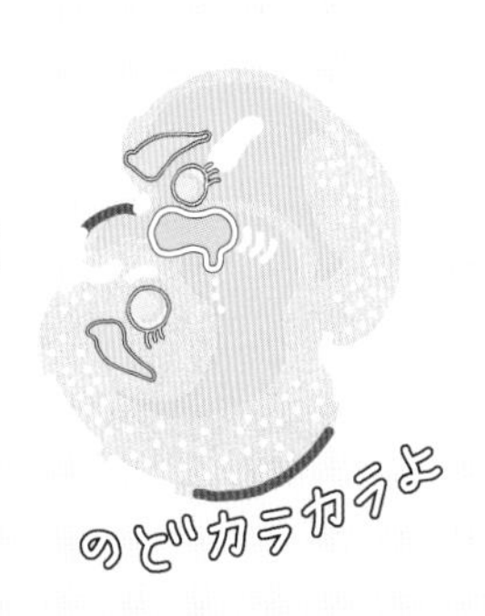

● 茶色の文字はバセドウ病と橋本病に共通の症状です

橋本病（甲状腺機能低下症の症状）

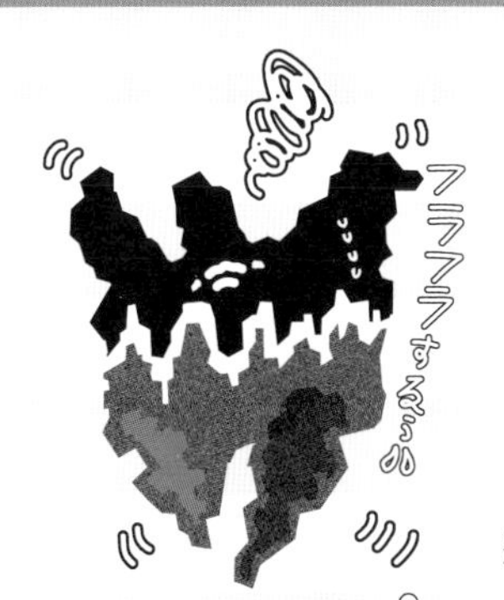
フラフラするぅ

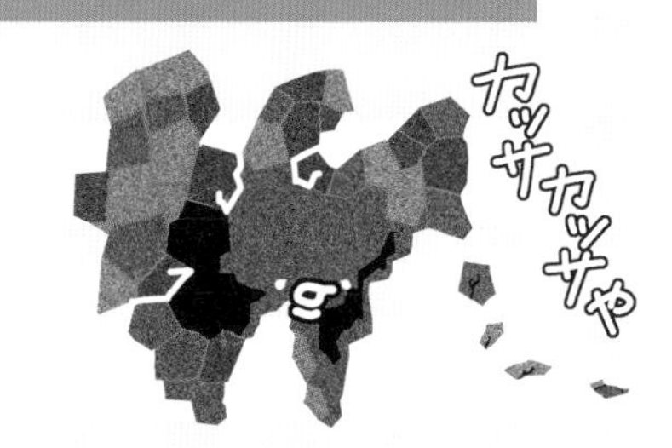
カッサカッサや

寒がり

皮膚が乾燥

低体温

気力がない、うつ状態、物忘れ

ろれつが回らない

疲れて動きたくない、息切れがする

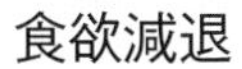

食欲減退

便秘

体重増加

徐脈

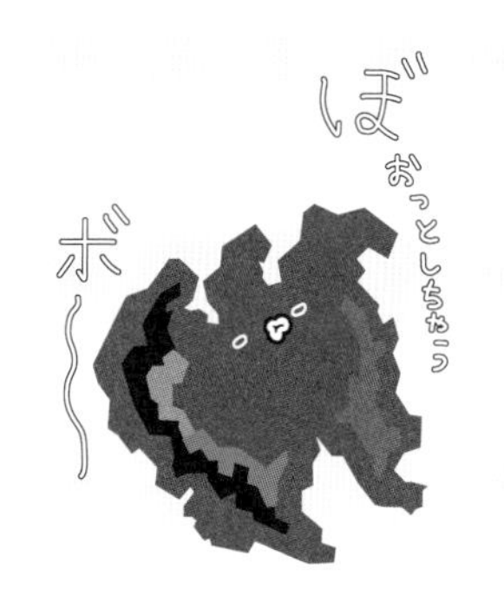

低血圧、高血圧

浮腫

手足がつる、動作が緩慢

筋力低下（筋の仮性肥大）

粘液水腫様顔貌

びまん性甲状腺腫（甲状腺が腫れて働きが悪くなる）

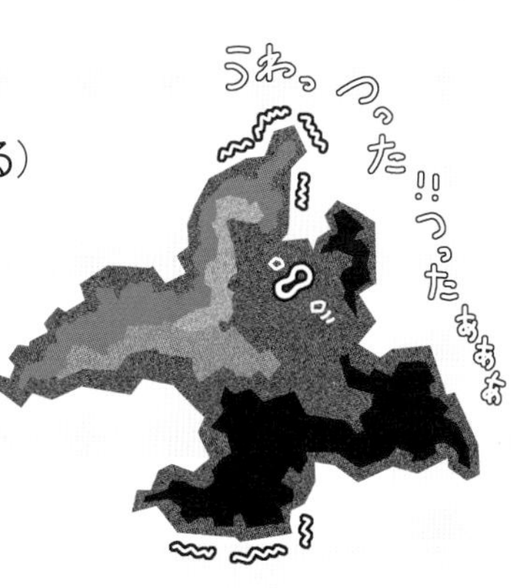

過多月経

脱毛（毛の全体が薄くなる）

LDLコレステロール高値、中性脂肪高値

骨粗鬆症（骨代謝回転低下型）

貧血（鉄の吸収・利用障害）

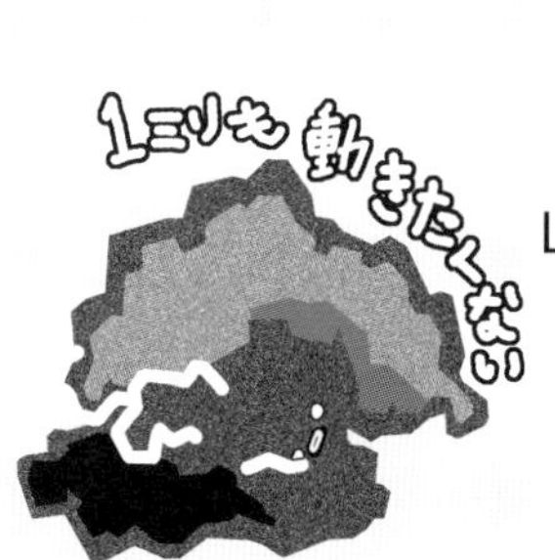
1ミリも動きたくない

Medical File 15

びまん性甲状腺腫

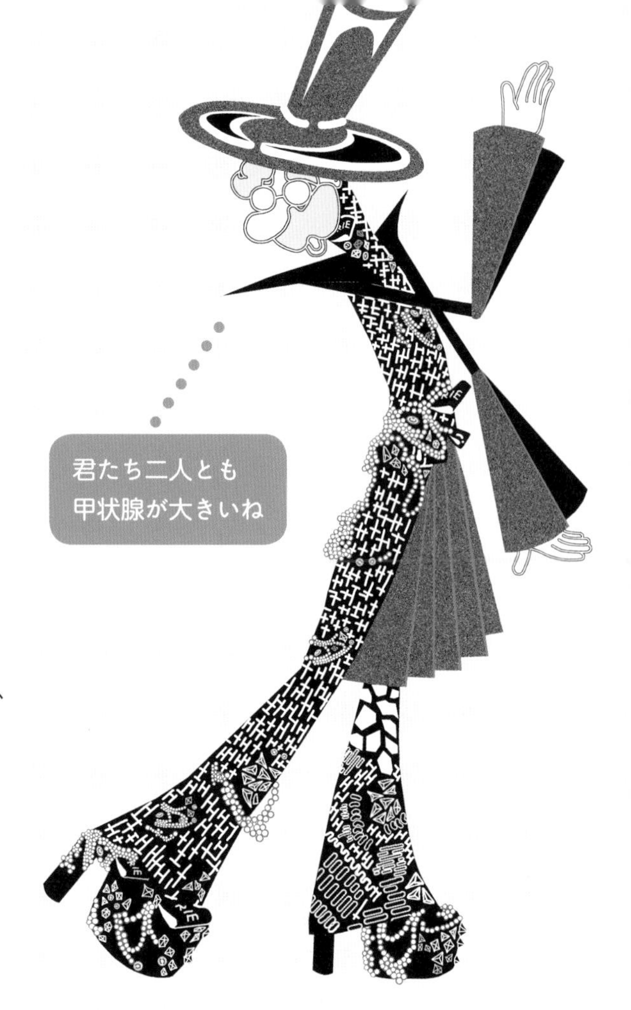

まずは触ってわかるタイプの病変を見つける

通常、首の甲状腺を指で確認することができますが、極めて小さい病変はわからないこともあります。医師の診断も最初は触診ですが、その後、超音波検査で大きさ、結節（しこり）の有無などを確認します。

びまん性甲状腺腫とは、甲状腺全体が大きくなった状態です。ただし、手が大きい、足が大きいといっても正常と異常とを一線で区別できないように、びまん性甲状腺腫を診断する明確な基準はありません。大きさだけではなく、形、硬さ、超音波・血液検査所見を総合して判断します。びまん性甲状腺腫の代表的な病気がバセドウ病と橋本病です。

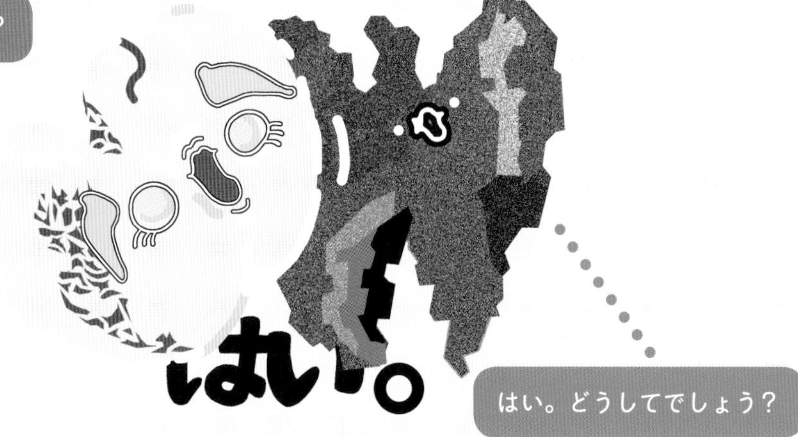

はい。どうしてでしょう？
はい。
はい。どうしてでしょう？

自分の甲状腺を触ってみよう

あごを少し上げ、甲状軟骨（喉仏）の下1～2cmの位置に両手の親指を当ててください。ゴクンと唾を飲むと、気管と一緒に動くものが触れます。それが甲状腺です。

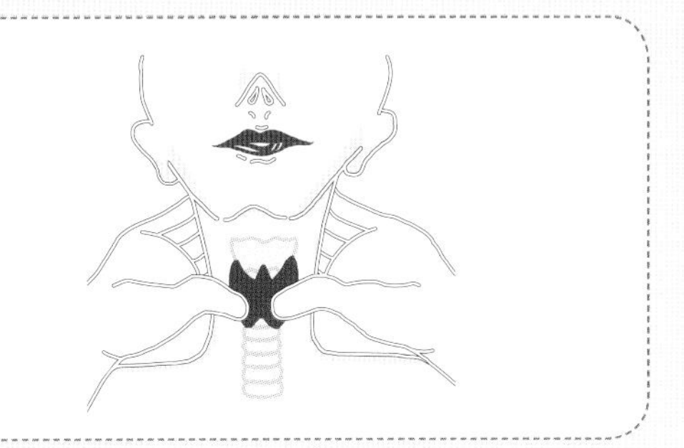

バセドウ病のびまん性甲状腺腫

甲状腺刺激ホルモン（TSH）は、甲状腺にあるTSH受容体に結合して甲状腺を刺激し、甲状腺ホルモンをつくります。甲状腺ホルモン値が高くなると、視床下部―下垂体―甲状腺軸ネガティブフィードバック機構（P.24）によって、TSHが低下し、甲状腺に対する刺激も抑えられるはずです。しかし、バセドウ病ではその原因物質といわれている抗甲状腺刺激ホルモン受容体抗体（TRAb）（P.58）がTSHに代わって甲状腺を刺激しているので、TSHが低下しても甲状腺への刺激は収まりません。しかも、このTRAbは自己免疫異常で発生した本来体にない自己抗体なので、ネガティブフィードバック機構による修正を受けないため、甲状腺を刺激し続け、バセドウ病の甲状腺は大きくなります。

>> 抗体が刺激して……

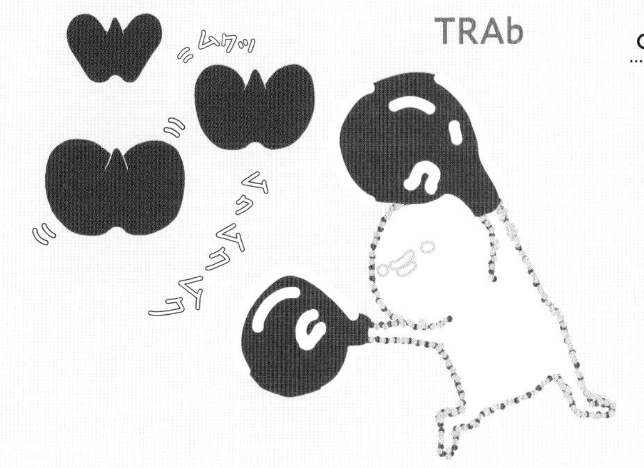

橋本病のびまん性甲状腺腫

橋本病に罹患すると、抗甲状腺ペルオキシダーゼ抗体（TPOAb）（P.58）や抗サイログロブリン抗体（TgAb）（P.58）が出現し、甲状腺の細胞傷害を引き起こします。甲状腺ホルモン減少による視床下部―下垂体―甲状腺軸ネガティブフィードバック機構を介したTSH上昇が甲状腺を刺激して、橋本病の甲状腺は大きくなります。

Medical File 16

暑がりvs寒がり

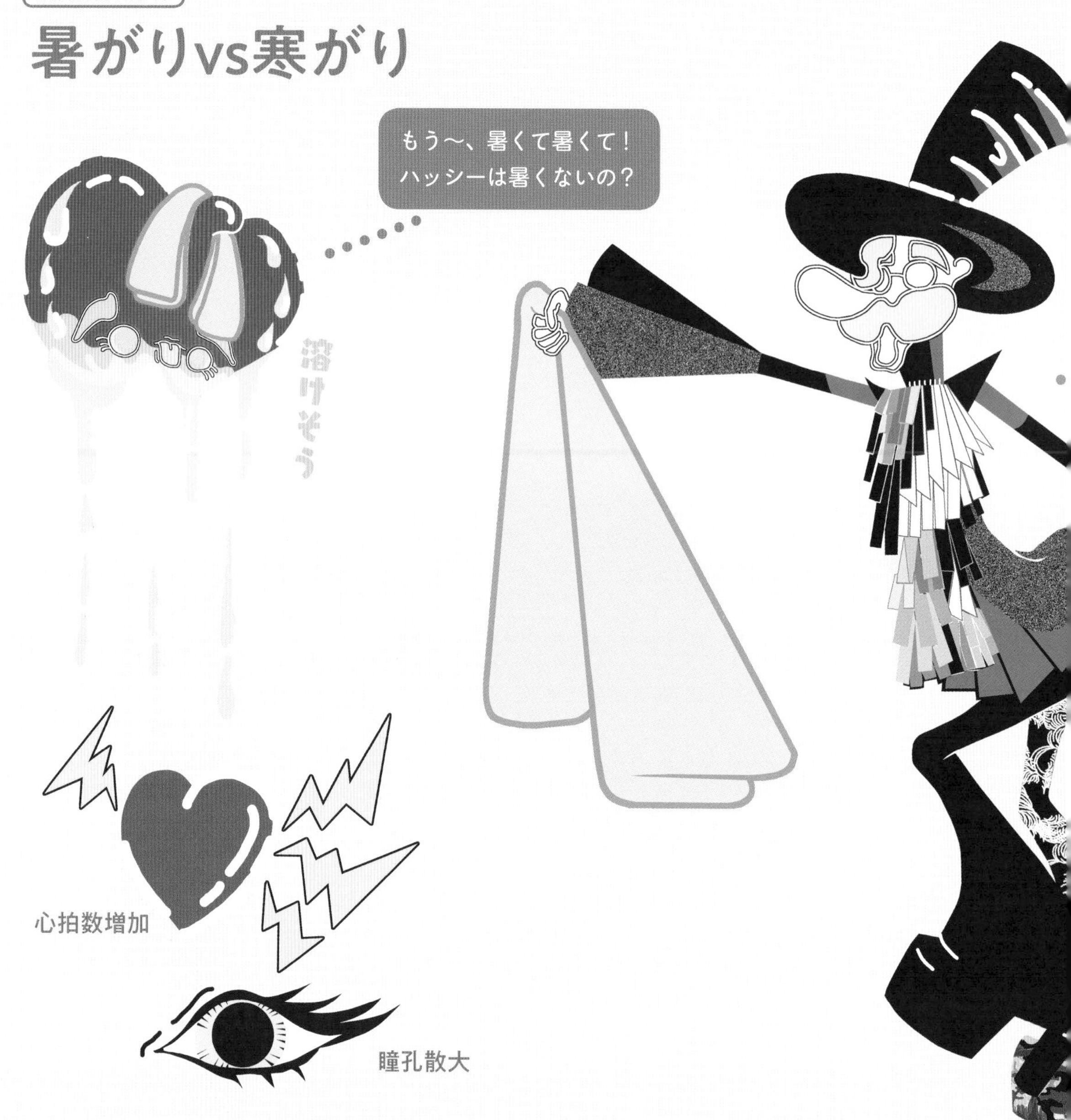
もう～、暑くて暑くて！
ハッシーは暑くないの？
溶けそう
心拍数増加
瞳孔散大

>> 交感神経と副交感神経の働き

	気分	瞳孔	体温	心拍数	血圧	呼吸数
交感神経優位	高揚	散大	上昇	増加	上昇	増加
副交感神経優位	リラックス	縮小	低下	減少	低下	減少

正反対の症状が出るのは、自律神経の働きが原因

手や足を動かすこととは異なり、心臓の鼓動や消化管運動は自らの意思とは関係なく自律的に行われています。この働きを支配している神経が自律神経です。自律神経は交感神経と副交感神経の二重支配になっていて、両者がバランスをとって働いています。

しかし、バランスがくずれて交感神経が優位になると、喧嘩をしたときのように興奮した状態になります。

一方、副交感神経が優位になると、昼下がりにリラックスしてうつらうつらしているような状態になります。

バセドウ病の人は甲状腺ホルモンの過剰による交感神経優位が続き、筋肉のエネルギー消費が増えて熱を産生するので、体温が上昇し、冬でも薄着で過ごすほど暑がりです。反対に、甲状腺ホルモンが減少した橋本病の人は寒がりになります。

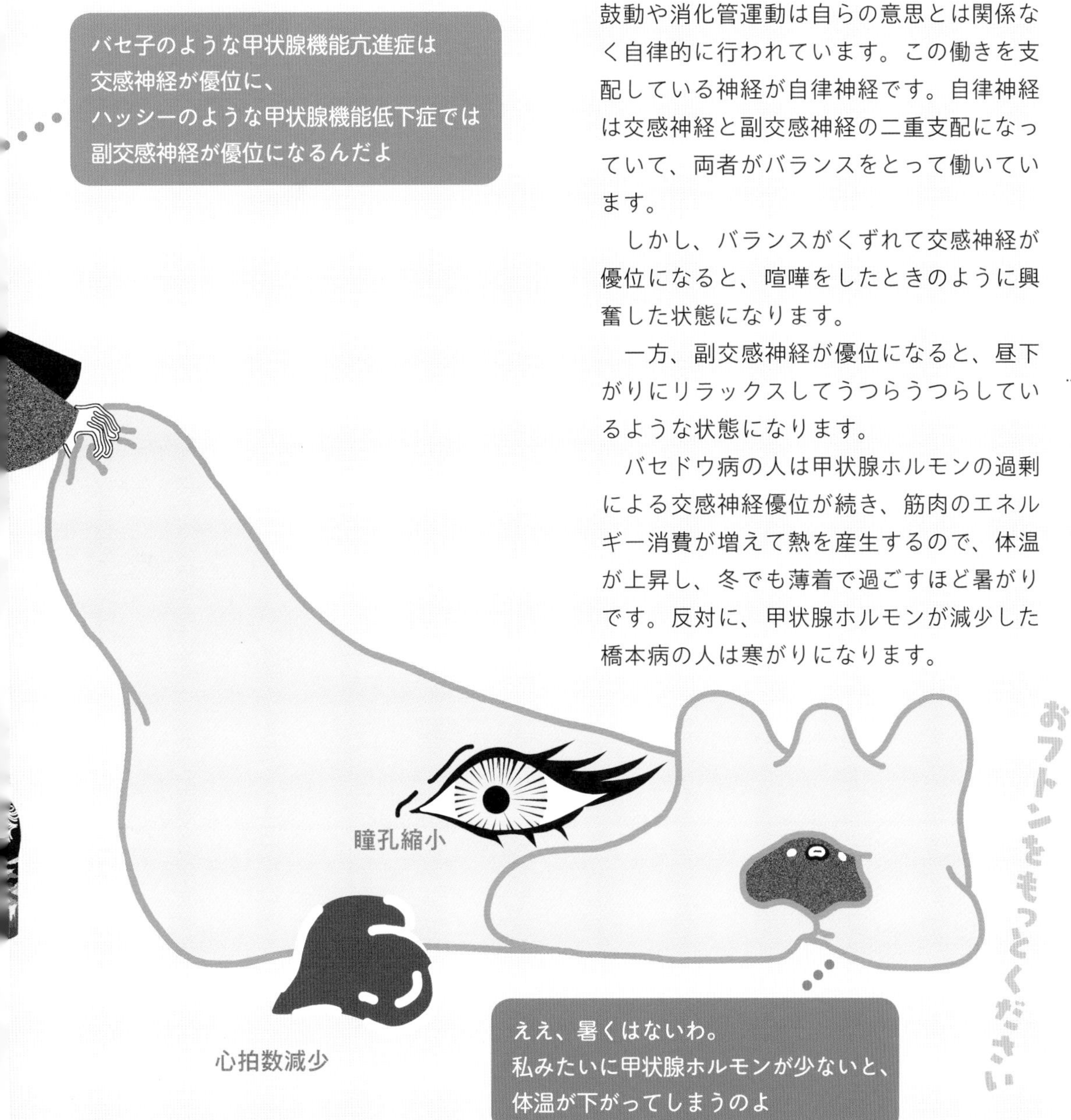

バセ子のような甲状腺機能亢進症は
交感神経が優位に、
ハッシーのような甲状腺機能低下症では
副交感神経が優位になるんだよ

瞳孔縮小

心拍数減少

おフトンをもってください

ええ、暑くはないわ。
私みたいに甲状腺ホルモンが少ないと、
体温が下がってしまうのよ

Medical File 17

痩せるvs太る

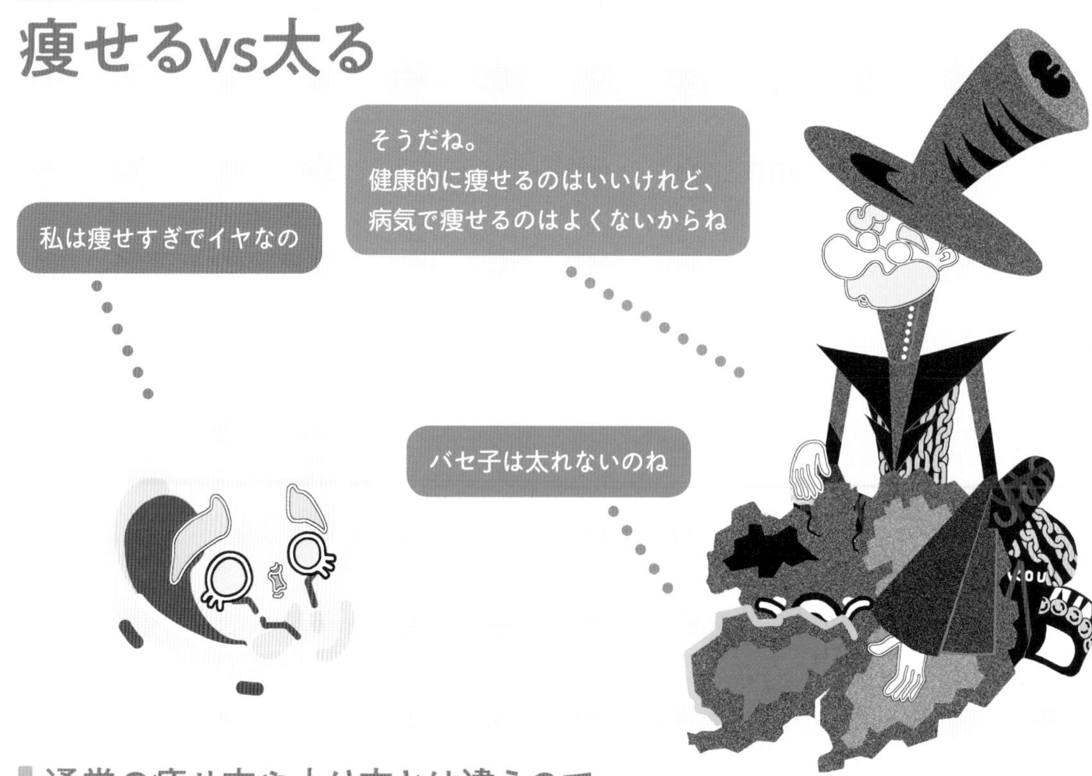

私は痩せすぎでイヤなの
そうだね。
健康的に痩せるのはいいけれど、
病気で痩せるのはよくないからね
バセ子は太れないのね

通常の痩せ方や太り方とは違うので、特徴を知り、よく観察して！

甲状腺ホルモンは新陳代謝を促し、エネルギーをつくっていますが、その結果、ホルモン量が多いと痩せ、少ないと太ることに……。

体重の増減は食事・運動などの生活習慣だけでなく病気によることも少なくないので、日頃から体重計に乗り、自分の体重を把握しておくことが大切です。

そのうえで、右ページのような特徴があれば、甲状腺ホルモン値や抗体などの検査(P.54～69) をしたり、甲状腺専門医に相談することも考えましょう。

よく耳にするヒアルロン酸は肌のハリに欠かせないものですが、ヒアルロン酸やコンドロイチン硫酸などは総称してムコ多糖類と呼ばれ、全身に存在して体を若々しくしてくれます。

しかし、バセドウ病の自己抗体や甲状腺機能低下症によって上昇したTSHが過剰につくったムコ多糖類は、適切な部位に適切な量が存在しているのではないので、前脛(ぜんけい)骨(こつ)粘液水腫や外見上特徴的な粘液水腫様顔貌として認識されます。

ムコ多糖類が蓄積したむくみは、一般的な水分によるむくみとは異なり、指で押した痕（指圧痕）が残りません。

勝手に飲みすぎると危険！

多量の甲状腺ホルモン薬を服用して体重を減らそうと考える人がいますが、海外で痩せ薬として悪用され、死亡例が出ています。適量を踏まえて正しく服用すれば、体重は減ることはなく、安心して使える治療薬です。

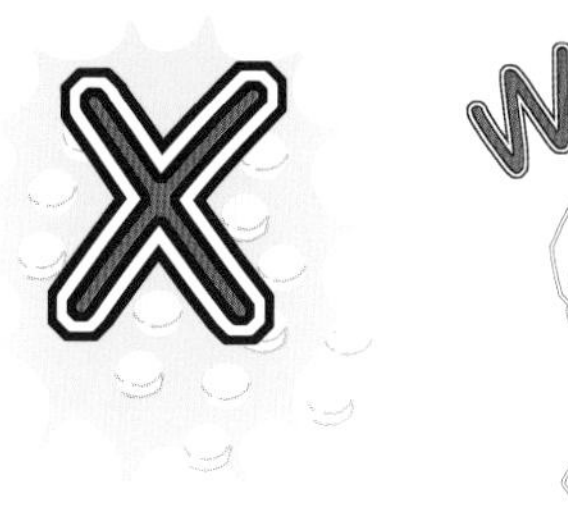

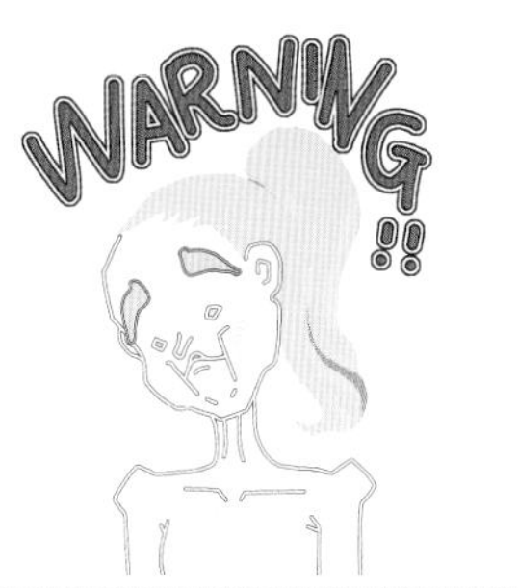

バセドウ病の痩せ方

バセドウ病の場合、食欲旺盛になりますが、摂取量以上にカロリーを消費しているので体重は減ります。ムコ多糖類が増えると、皮膚がきめ細かになり、ハリが出て年齢より若く見えることがありますが、健康的とはいえません。

バセドウ病であっても、時に若い女性に体重増加が見られますが、それは燃焼されるカロリー以上に食べてしまうからです。

橋本病の太り方

甲状腺機能低下症に陥った橋本病では、運動量が減り肥満傾向に。また、心不全を起こして水分が蓄積するむくみを併発することでも体重増加につながりますが、水分ではなく、ムコ多糖類によって体や顔がむくみがちなことも特徴のひとつです。

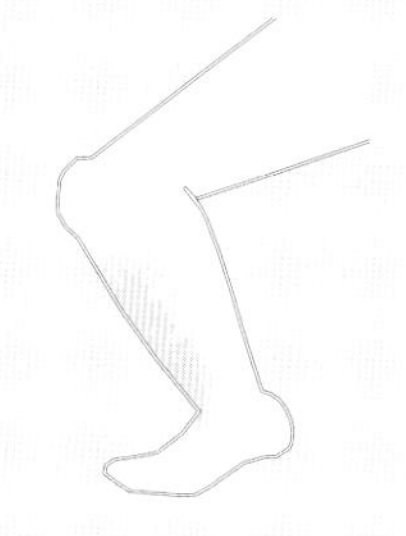

前脛骨粘液水腫

脛骨（むこうずねにある長骨）の前に現れる局所的なむくみ。バセドウ病に見られます

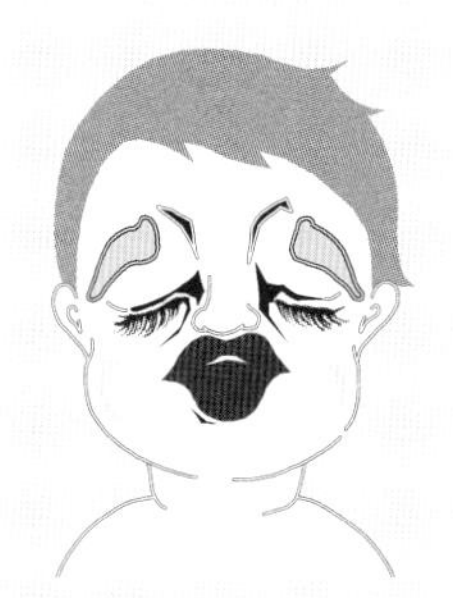

粘液水腫様顔貌

無気力な印象で、顔面（特に眼のまわり）がむくみ、低い鼻、厚い唇、大きい舌が特徴です

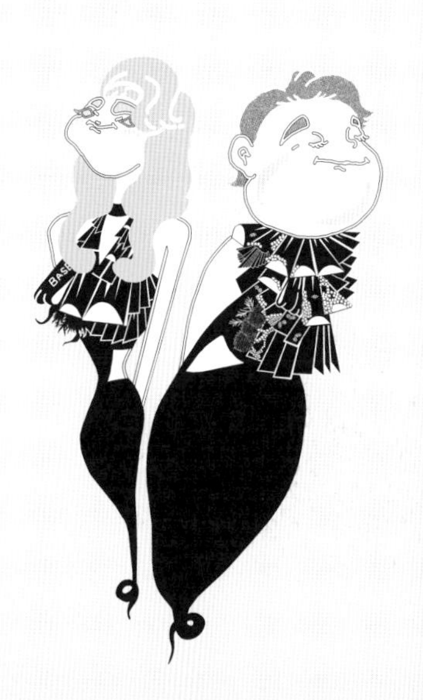

Medical File 18

頻脈vs徐脈

甲状腺ホルモンは
心臓の働きに、
大いに影響しているんだよ

自分の脈拍数や血圧を普段から把握しておこう

ヒトは怖い思いをすると、胸がドキドキして血圧が上がります。敵との戦いに備えたり逃走できるように、自分自身を守るためのホメオスタシス（P.28）が働いているからです。しかし、甲状腺機能亢進症であるバセドウ病は、その必要がないのに頻脈、高血圧になります。

一方、甲状腺機能低下症に陥った橋本病の場合は、徐脈、低血圧になりますが、長い目で見ると、血圧が上昇します。

>> 脈圧と平均血圧

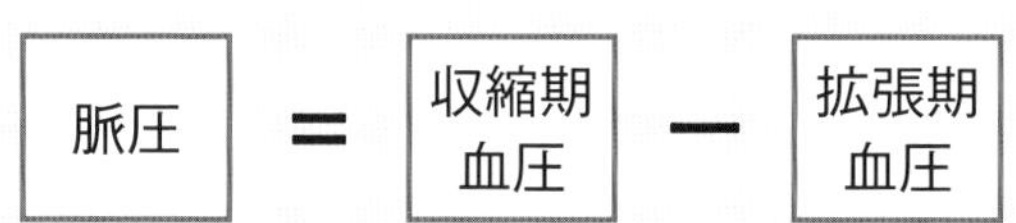

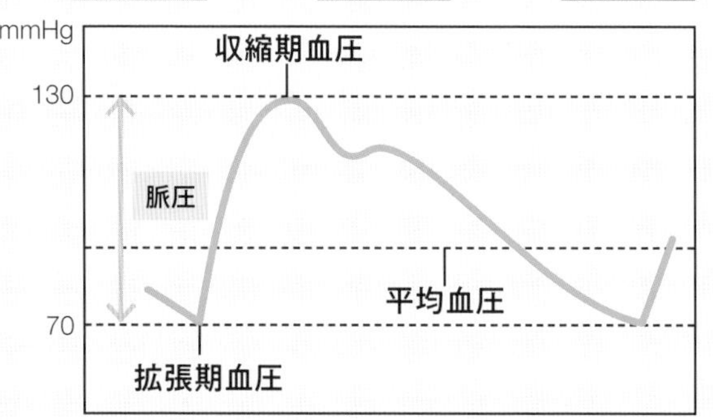

以前、私、
胸がドキドキしていたの

甲状腺機能亢進症
甲状腺ホルモン値が高い！
交感神経優位
脈拍数アップ！
血圧アップ！

ドキッドキッ

甲状腺機能低下症
甲状腺ホルモン値が低い！
副交感神経優位
脈拍数ダウン！
血圧ダウン！

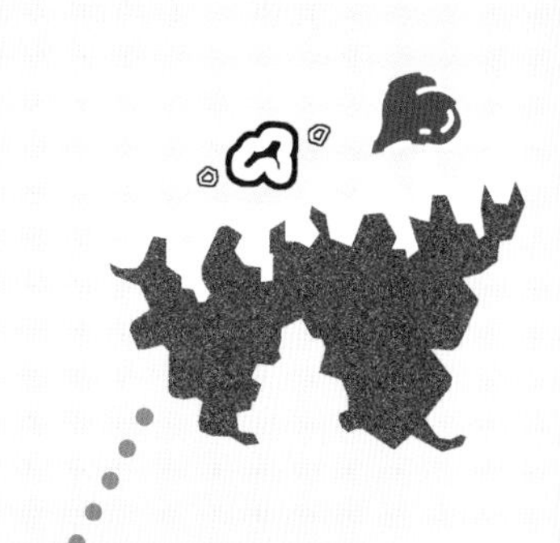

私は脈が遅かったことがあるわ

甲状腺ホルモン高値

バセドウ病では脈は速くなり、高血圧になる傾向が顕著です。

甲状腺ホルモンが多くなり交感神経が優位になると、頻脈（脈拍数増加）になり、血圧が上昇します。心臓が送り出す血液量が増えて末梢血管の抵抗が下がるので、収縮期血圧が上昇し拡張期血圧が低下する高血圧で、脈圧が大きいことが特徴です。

甲状腺ホルモン低値

甲状腺ホルモンが減少して副交感神経が優位になると、徐脈（脈拍数減少）になり、血圧が低下します。

甲状腺ホルモンは血管壁の平滑筋を緩める作用があるので、甲状腺機能低下症は動脈硬化を促進します。長期的には、甲状腺機能低下症によるLDLコレステロール高値が動脈硬化を助長し、高血圧症、さらには狭心症・心筋梗塞などの虚血性心疾患の素因をつくります。

重症になると、心嚢液（しんのうえき）貯留が起きます。

心嚢液貯留とは？

甲状腺機能低下症で水分を保持しようとするムコ多糖類（P.48）が増えると、心嚢液が貯留することがあります。心嚢液貯留とは心臓を包んでいる二重の心膜の間に液体（心嚢液）が大量にたまることで、心臓の動きを邪魔している状態です。

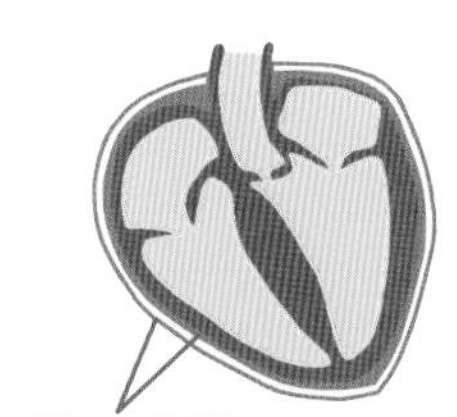

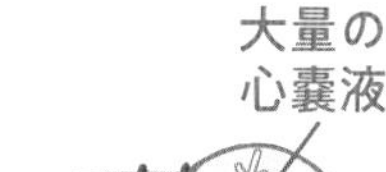

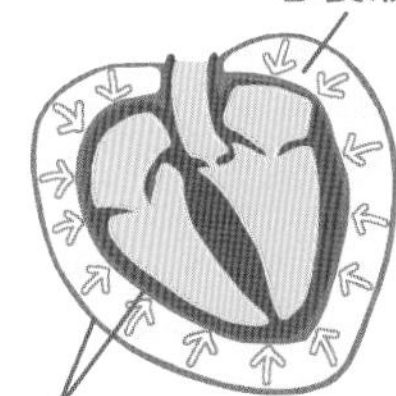

Medical File 19

イライラvsうつ症状

他の病気と間違えやすいので、甲状腺の検査をためらわない！

甲状腺ホルモンの異常は、「体の不調」だけではなく「心の不調」にも現れます。

甲状腺ホルモンが多いと、イライラして焦燥感にかられ、不眠・不安感、気分の浮き沈みなどがあり、更年期症状と間違われます。

甲状腺ホルモンが少ないときの、落ち込んだ気分、物忘れ、認知機能の低下、集中力の欠如、意欲の低下などは、うつ病と間違われることがあります。

この場合、バセドウ病も橋本病もどちらも自己免疫疾患なので、症状や検査などによって診断が可能です。適切な治療を行えば、症状を引き起こす甲状腺ホルモンの値を正常化することができるので、症状は消失します。甲状腺機能低下症による認知症は、数少ない治療可能な認知症です。

甲状腺ホルモン高値

感情が不安定で神経過敏になる傾向があり、気分が高揚して怒りっぽくなったり、不眠症になり、不安を感じます。また、興奮しやすく、異常に活動性が高まって疲労感を覚えます。

甲状腺ホルモン低値

疲れやすくやる気が出ない、集中力・注意力欠如、頭の回転が遅いなどのうつ症状が現れたり、物忘れ、記憶力・思考力の低下、活動性が低下するなどの認知症の症状が出たりします。

粘液水腫性昏睡

重症の甲状腺機能低下症が長期間続くと、低体温、呼吸・循環不全、さらには中枢神経障害にまで及び、意識障害を伴うと粘液水腫性昏睡（こんすい）に陥ります。

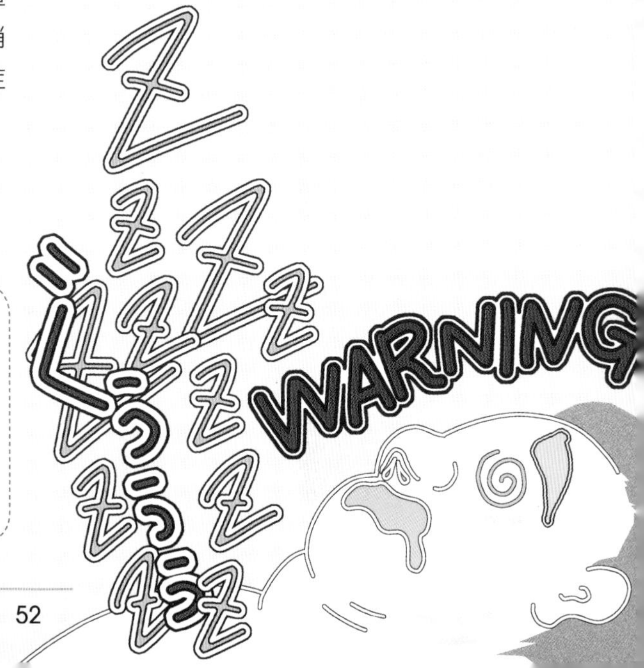

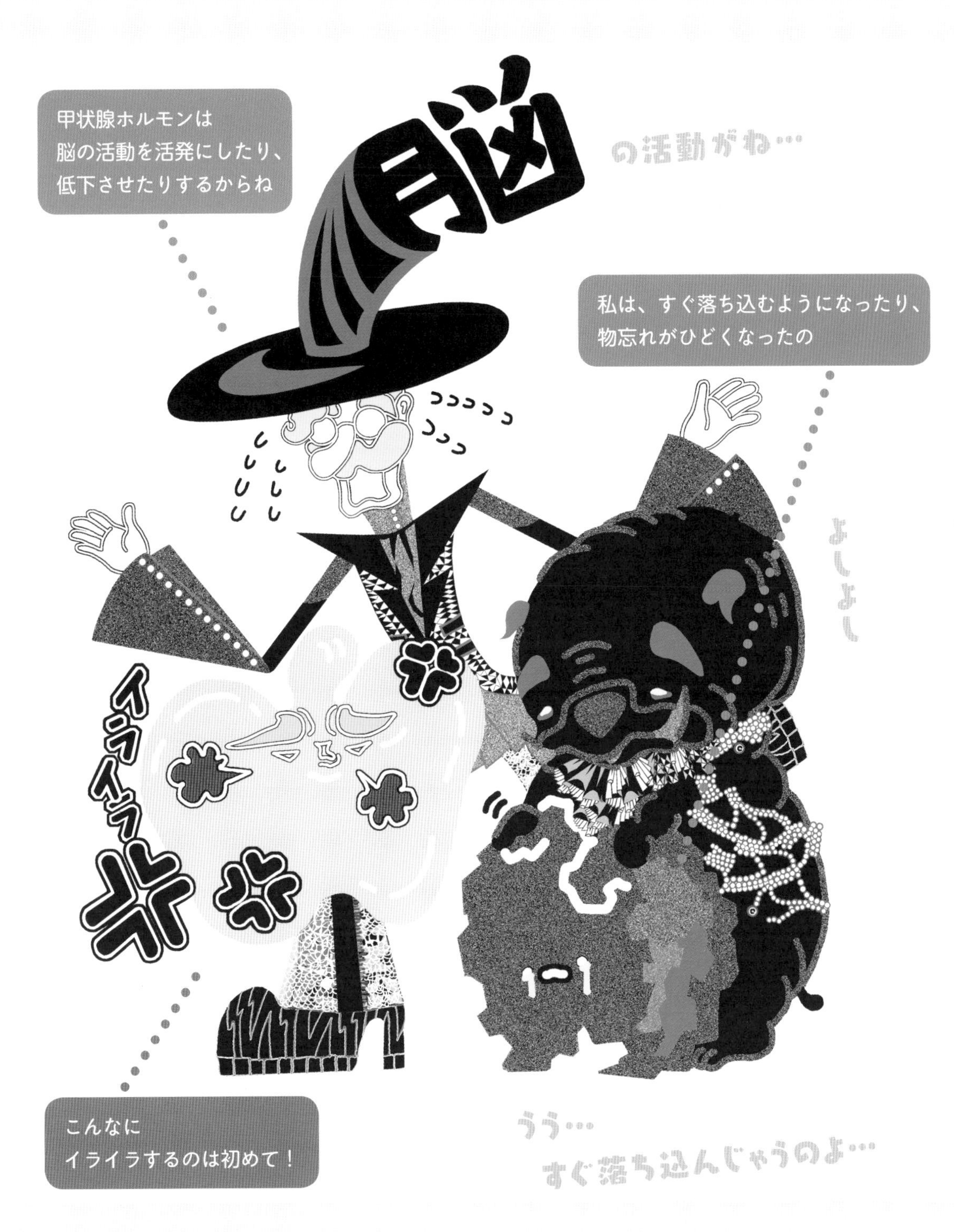
甲状腺ホルモンは
脳の活動を活発にしたり、
低下させたりするからね
脳
の活動がね…
私は、すぐ落ち込むようになったり、
物忘れがひどくなったの
よしよし
イライラ
こんなに
イライラするのは初めて！
うう…
すぐ落ち込んじゃうのよ…

さあ！ 検査の世界へ
自分の甲状腺の状態を知るには、
血液検査で甲状腺ホルモン値・
自己抗体の有無を測り、
超音波検査で大きさ・
形を調べることだね

Chapter 4

バセドウ病と橋本病の検査・診断

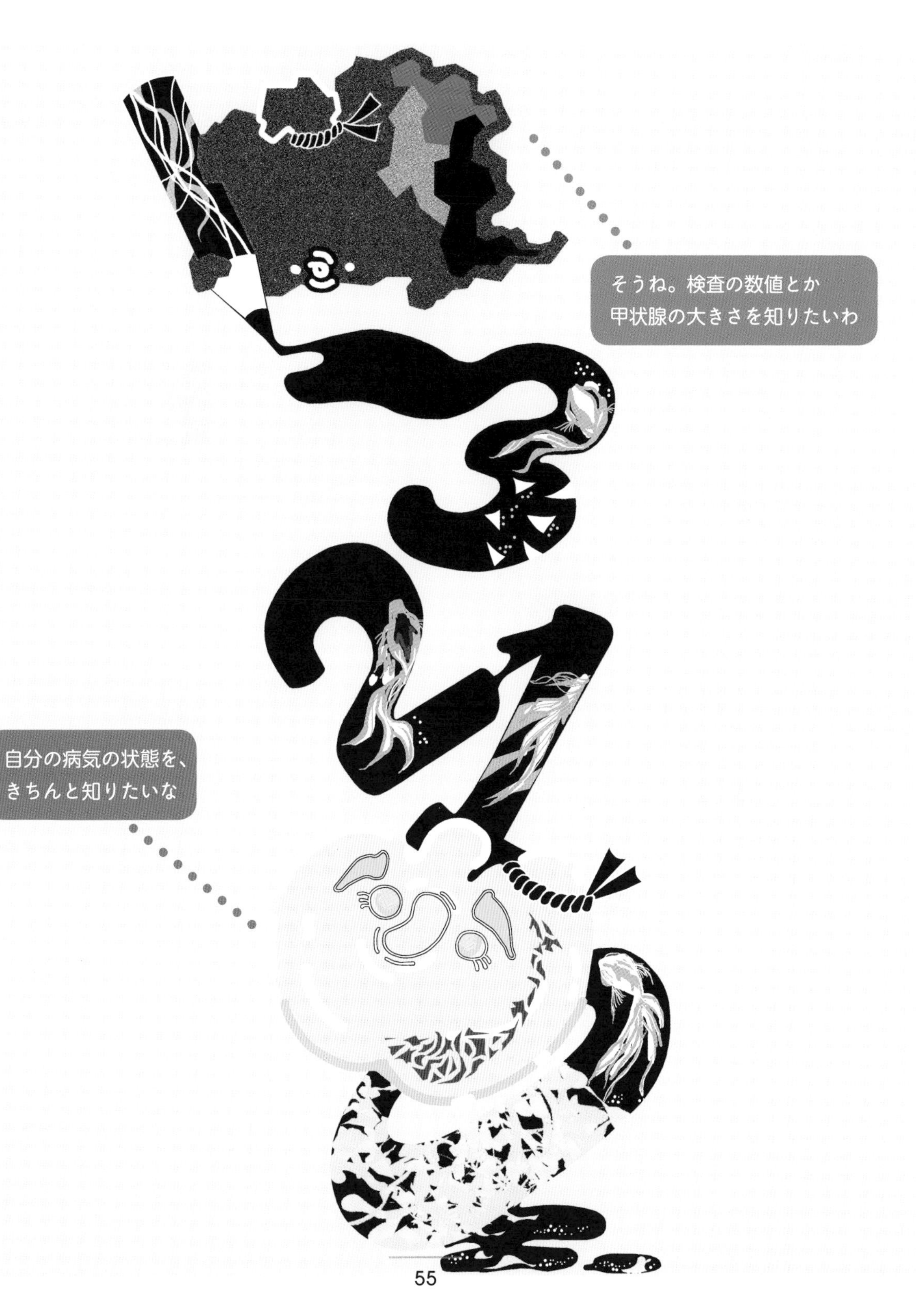
そうね。検査の数値とか
甲状腺の大きさを知りたいわ
自分の病気の状態を、
きちんと知りたいな

Medical File 20

甲状腺ホルモン値の見方

血液中のFT_3、FT_4とTSH。3種類のホルモン値を測定

甲状腺疾患の診断は、まず医師の問診と触診からスタートして、その後、血液検査に進みます。タンパク質結合甲状腺ホルモンは活性を持たないので（P.20)、血液検査では甲状腺ホルモン作用を有する遊離甲状腺ホルモン（FT_3、FT_4）を測定します。FT_3、FT_4および甲状腺刺激ホルモン（TSH）の過不足で、甲状腺の働きが判定できます。

甲状腺機能亢進症はFT_3とFT_4の値が高く、ネガティブフィードバック機構（P.24）によりTSHが低値になり、反対に、甲状腺機能低下症はFT_3とFT_4の値が低く、TSHが高値になります。

甲状腺機能亢進症はバセドウ病、甲状腺機能低下症は橋本病などを疑い、甲状腺自己抗体や超音波検査の結果などとともに、日本甲状腺学会の診断ガイドラインに従って診断が行われます。

T4
T3
T3
T4
TSH
バセドウ病は、
甲状腺ホルモンの値が高くて、
そのために調整機構が作動し、
甲状腺刺激ホルモン（TSH）値が
低くなるんですって
そう、その調整機構を
視床下部—下垂体—甲状腺軸
ネガティブフィードバック機構
というんだったよね

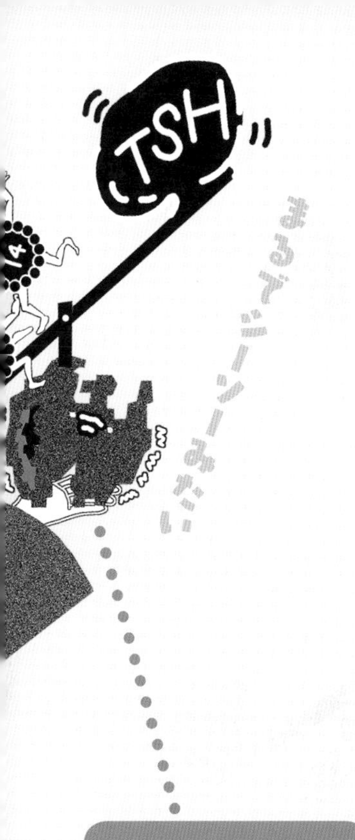

甲状腺機能が下がった
橋本病は、
甲状腺ホルモンの値が
低くて、
甲状腺刺激ホルモン
（TSH）値が
上がるのよ

>> 正常値の例

	単位	基準値	正常
FT_3	pg/mL	2.3～4.0	3.2
FT_4	ng/dL	0.9～1.7	1.3
TSH	mIU/L	0.61～4.23	3.0

健康な人の95%が該当する甲状腺ホルモン値を正常値としているため、5%の人は基準値からはずれています。したがって、ひとつの検査値だけではなく、症状や別の検査、時間をおいて再度測定した検査結果から総合的に判断します。また、個人個人の最適値は、より狭いため、基準値内に入っていても、その人にとっては最適値とならないこともあります

>> バセドウ病（甲状腺機能亢進症）と橋本病（甲状腺機能低下症）の検査値例

	単位	基準値	バセドウ病	橋本病
FT_3	pg/mL	2.3～4.0	28.5↑	1.8↓
FT_4	ng/dL	0.9～1.7	7.1↑	0.6↓
TSH	mIU/L	0.61～4.23	<0.003↓	78.9↑

バセドウ病と橋本病の甲状腺機能検査の例。甲状腺機能亢進症がないにもかかわらずバセドウ病眼症（P.66）のある特殊な「甲状腺機能正常バセドウ病」を除いて、バセドウ病の甲状腺ホルモン値は上昇します。しかし、橋本病で甲状腺機能が下がる人はおよそ30%で、残りの70%の甲状腺ホルモン値は正常範囲です

>> 潜在性甲状腺機能亢進症と潜在性甲状腺機能低下症の検査値例

	単位	基準値	潜在性甲状腺機能亢進症	潜在性甲状腺機能低下症
FT_3	pg/mL	2.3～4.0	3.8	2.4
FT_4	ng/dL	0.9～1.7	1.6	1.1
TSH	mIU/L	0.61～4.23	0.01↓	8.9↑

甲状腺ホルモン（FT_3、FT_4）に変化があってもフィードバック機構が働いて正常範囲にとどまっている状態、すなわち、TSHが働いてFT_3とFT_4がともに正常範囲にある状態を「潜在性」の異常といいます。潜在性甲状腺機能亢進症ではFT_3、FT_4は正常範囲でTSHが低値、潜在性甲状腺機能低下症ではFT_3、FT_4は正常範囲でTSHが高値です

Medical File 21

甲状腺自己抗体検査

私、検査したら、
甲状腺自己抗体が
あるって言われたの

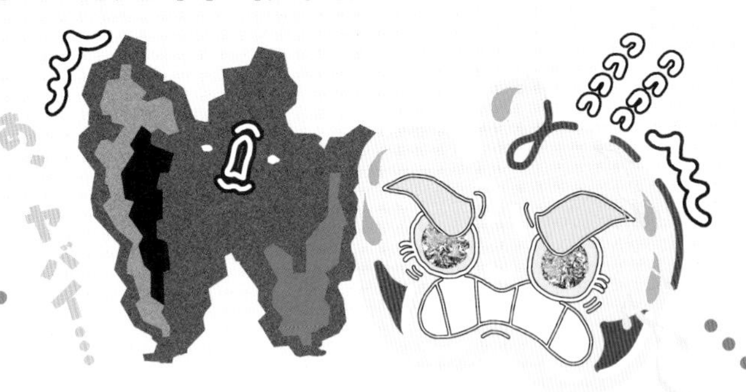

私も抗体があるらしいの。
ハッシーとは違う種類らしいけど

甲状腺自己抗体の有無が診断の決め手

ウイルスや細菌などの侵入物（非自己）が体内に入り込むと、それを敵と認識して抗体ができます。この抗体によって侵入物を攻撃する体のシステムが、免疫機構です。ところが自分自身（自己）の一部を敵と誤認してできた抗体が自分自身を攻撃してしまうことがあり、自己免疫疾患と呼びます。

バセドウ病も橋本病も、自分の甲状腺に対して、それぞれ違う種類の抗体ができる自己免疫疾患です。バセドウ病は、甲状腺刺激ホルモン（TSH）が結合する甲状腺細胞内にある受容体に対する抗体、すなわち、抗甲状腺刺激ホルモン受容体抗体（TRAb）が出現します。橋本病は、甲状腺ホルモンを合成する酵素である甲状腺ペルオキシダーゼ（TPO）(P.19)に対する抗甲状腺ペルオキシダーゼ抗体（TPOAb)、または、ホルモンの前駆物質であるサイログロブリン(Tg)(P.19)に対する抗サイログロブリン抗体（TgAb）が出現します。

ただし、バセドウ病の多くにTPOAb、TgAbが、橋本病の一部にTRAbが同時に出現します。

自己免疫疾患にはほかに、関節リウマチなどの膠原病(こうげんびょう)、1型糖尿病、潰瘍性大腸炎などがあります。

›› 3つの甲状腺自己抗体の検査値例

	単位	基準値	バセドウ病	橋本病
TRAb	IU/L	0～1.9	7.5↑	0.1
TPOAb	IU/mL	0～15.9	28.5↑	90.6↑
TgAb	IU/mL	0～27.9	30.5↑	136.5↑

>> 3つの甲状腺自己抗体

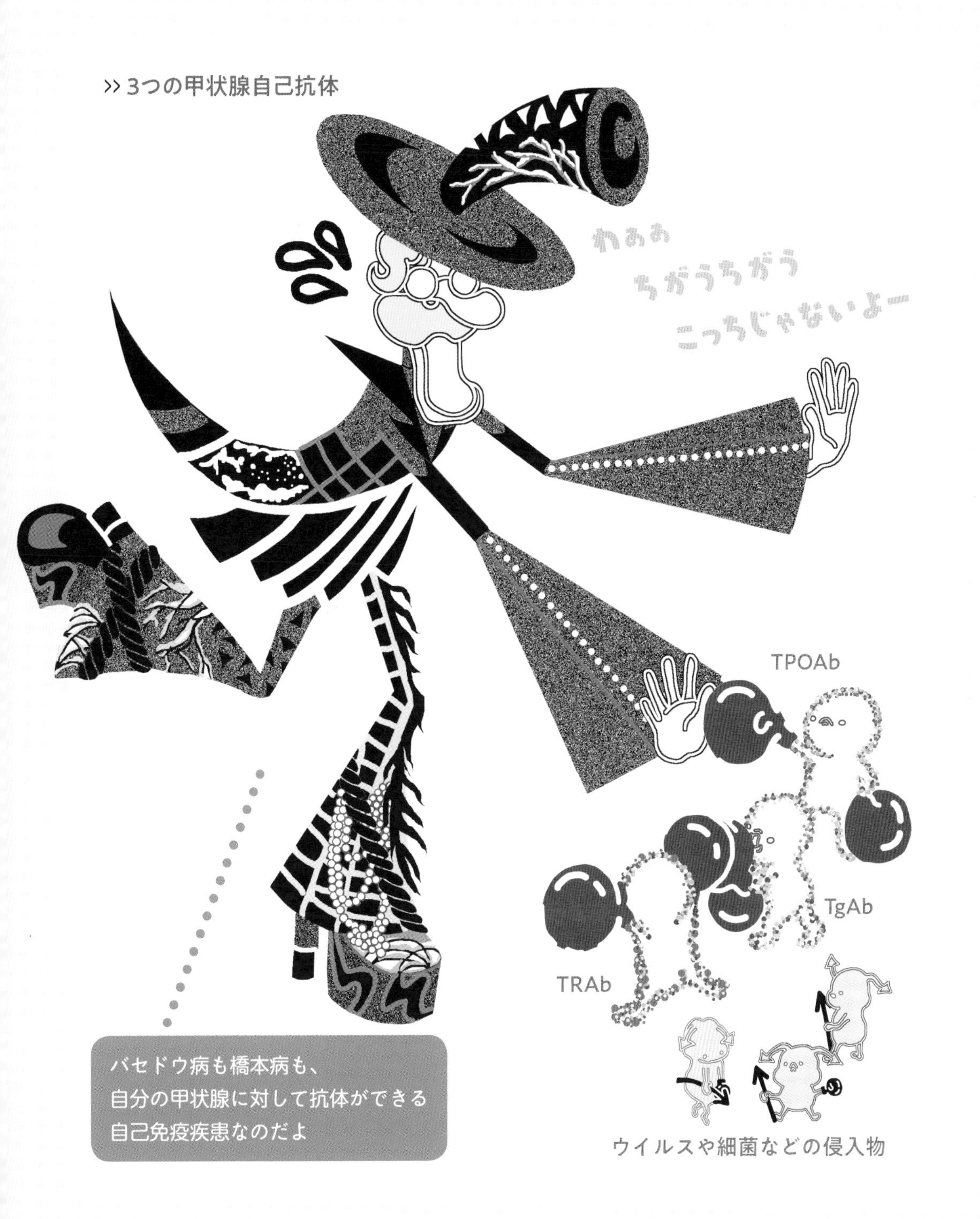

わあぁ
ちがうちがう
こっちじゃないよー
TPOAb
TgAb
TRAb
ウイルスや細菌などの侵入物
バセドウ病も橋本病も、
自分の甲状腺に対して抗体ができる
自己免疫疾患なのだよ

Medical File 22

超音波検査

自分の甲状腺の大きさと形が一目瞭然

超音波検査とは、人間の聴覚では認識できない高周波数の波長を対象物に当て、反射した波を画像に構築して調べる検査です。痛くもなく、安全に行えます。

この検査では、甲状腺の大きさ・形が正常か、全体が大きくなった「びまん性甲状腺腫」か、あるいは結節（しこり）ができている「結節性甲状腺腫」かに分類します。

内部エコーレベル

反射して戻ってきた受信波が多ければエコーレベルが高い状態で、白くなります。少なければ低くなり、黒く描出されます。

内部エコー均質性

正常甲状腺は内部エコーが「均質」に見えますが、病変があるとエコーレベルの高いところ、低いところが混在して「不均質」になります。

血流

甲状腺内の血管を流れる血液の流速、量がわかります。バセドウ病や悪性腫瘍の診断などに有効です。

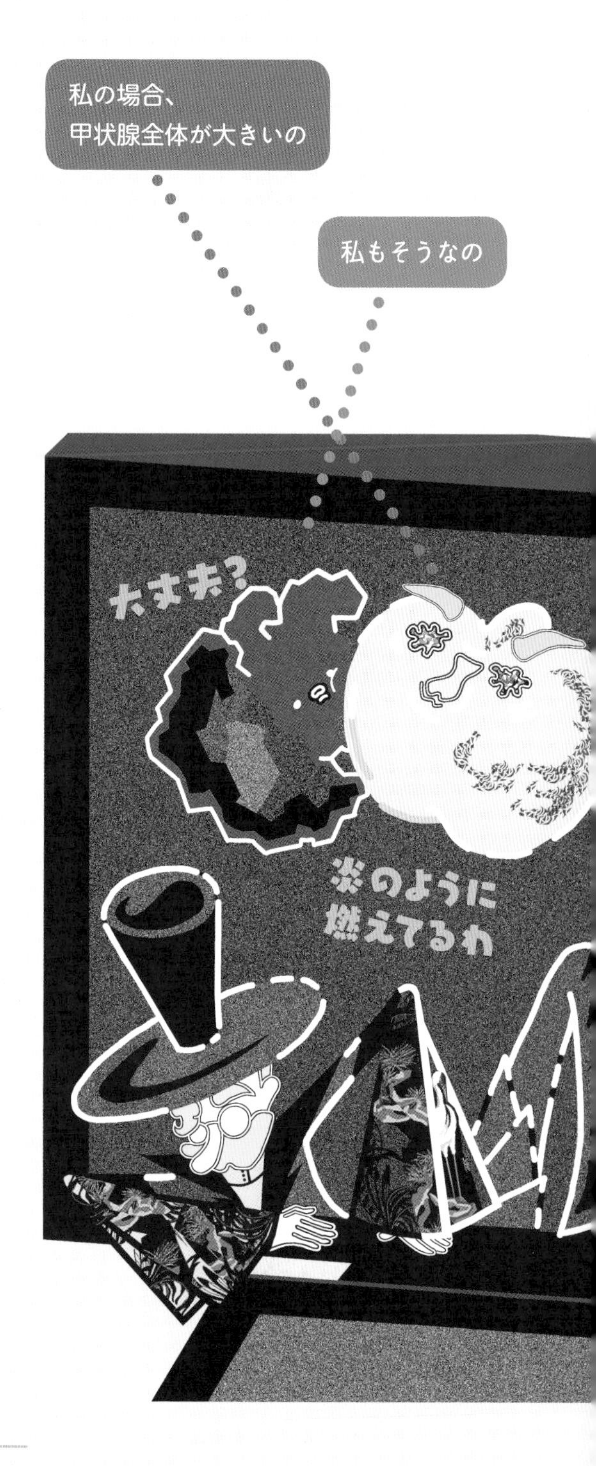
私の場合、
甲状腺全体が大きいの
私もそうなの
炎のように
燃えてるわ

>> 超音波検査画像で診る 正常な甲状腺

甲状腺の横断面を下から見ています。甲状腺は丸い気管の上にのっています。体積はおよそ10～15mL。甲状腺内は均質・等エコーレベルです。正常な血流が見られます

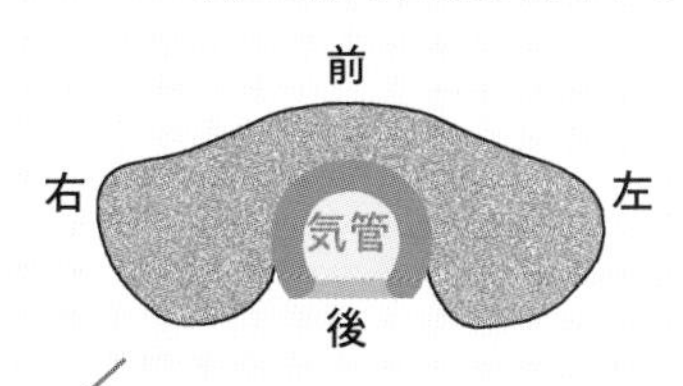

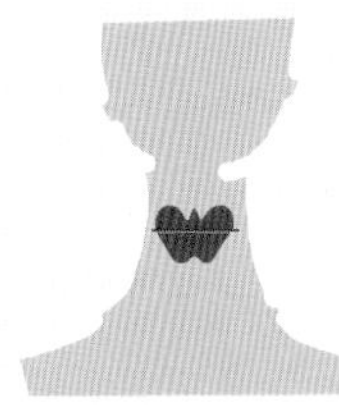

>> 超音波検査画像で診る バセドウ病のびまん性甲状腺腫

内部は異常増殖した血管と濾胞(ろほう)のため不均質な低エコーレベル。血流が亢進し、甲状腺内で火炎が燃え上がっているように見えます（サイロイド インフェルノ）

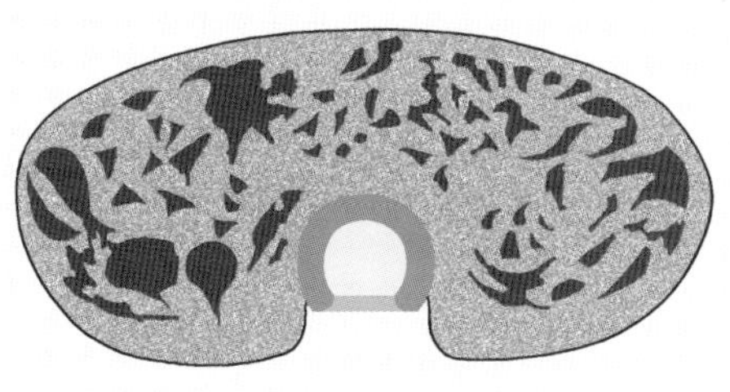

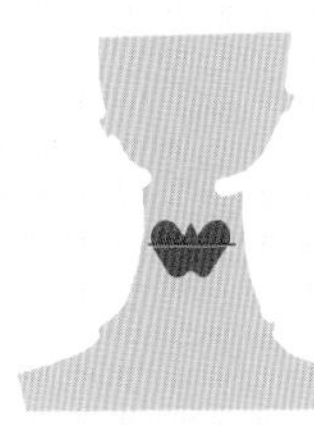

>> 超音波検査画像で診る 橋本病のびまん性甲状腺腫

甲状腺の輪郭は凹凸不整、甲状腺細胞の破壊が進むと不均質・低エコーレベルが悪化します。血流は低下。究極の破壊像は反対に小さくなり、橋本病の特殊型で「自己免疫性萎縮性甲状腺炎」と呼びます

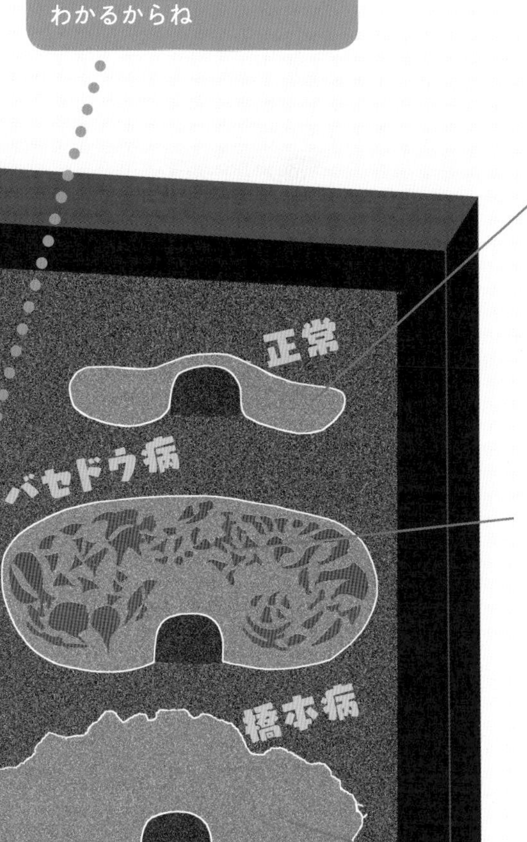

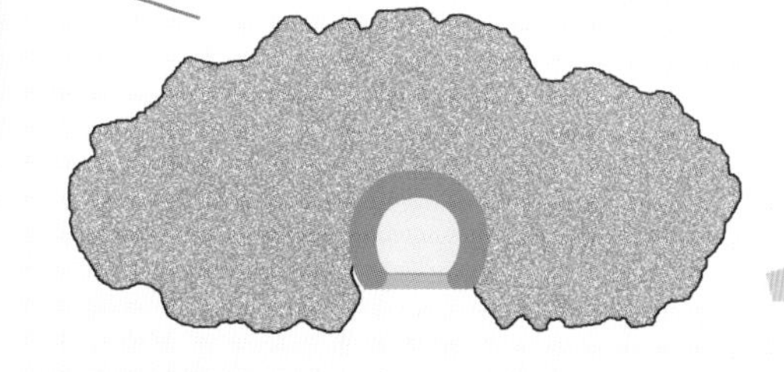

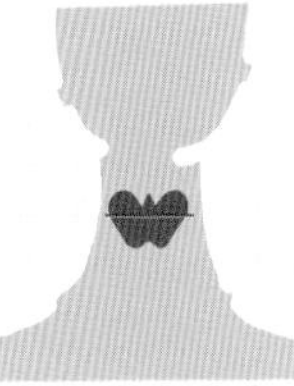

甲状腺疾患診断ガイドライン
(日本甲状腺学会2022年6月改定)

診断ガイドラインは日本全国で多くの医師が科学的根拠に基づいて同じ基準で診断できるようにつくられていて、一定の基準で診断された病気は共通した認識で対応できます。しかし、病気も千差万別で、この基準に当てはまらないことがわずかながらあります。

- 少数ながらTRAbまたはTSAb陰性の「甲状腺機能正常バセドウ病（euthyroid Graves' disease)」(バセドウ病 付記3）は、この診断ガイドラインでは診断できません。
- 他の疾患のびまん性甲状腺腫を合併している場合の橋本病は、疑いや可能性の域を脱しません。
- 正常な甲状腺は、下垂体から分泌されたTSHが甲状腺にあるTSH受容体と結合して甲状腺ホルモンをつくり、適量になると視床下部—下垂体—甲状腺軸ネガティブフィードバック機構（P.24）により一定に保たれます。ところが、抗TPO抗体・抗サイログロブリン抗体ではない阻害型抗TSH-R抗体（慢性甲状腺炎 付記1）を持つ橋本病は、TSHとTSH受容体との結合がブロックされ、甲状腺の高度なホルモン低下症と萎縮に陥ります。すなわち、橋本病の特殊型「自己免疫性萎縮性甲状腺炎」(P.61）はこのガイドラインでは診断できないことがあり、ガイドラインに当てはまらないから橋本病ではないとは言えません。

バセドウ病の診断ガイドライン

a)

臨床所見

1. 頻脈、体重減少、手指振戦、発汗増加等の甲状腺中毒症所見
2. びまん性甲状腺腫大
3. 眼球突出または特有の眼症状

b)

検査所見

1. 遊離T_4、遊離T_3のいずれか一方または両方高値
2. TSH低値（0.1mIU/L以下）
3. 抗TSH受容体抗体（TRAb）陽性、または甲状腺刺激抗体（TSAb）陽性
4. 典型例では放射性ヨード（またはテクネシウム）甲状腺摂取率高値、シンチグラフィでびまん性

1) **バセドウ病**

a)の1つ以上に加えて、b)の4つを有するもの

2) **確からしいバセドウ病**

a)の1つ以上に加えて、b)の1、2、3を有するもの

3) **バセドウ病の疑い**

a)の1つ以上に加えて、b)の1と2を有し、遊離T_4、遊離T_3高値が3カ月以上続くもの

【付記】

1. コレステロール低値、アルカリフォスファターゼ高値を示すことが多い。
2. 遊離T_4正常で遊離T_3のみが高値の場合が稀にある。
3. 眼症状がありTRAbまたはTSAb陽性であるが、遊離T_4およびTSHが基準範囲内の例はeuthyroid Graves' diseaseまたはeuthyroid ophthalmopathyといわれる。
4. 高齢者の場合、臨床症状が乏しく、甲状腺腫が明らかでないことが多いので注意をする。
5. 小児では学力低下、身長促進、落ち着きのなさ等を認める。
6. 遊離T_3 (pg/mL) /遊離T_4 (ng/dL) 比の高値は無痛性甲状腺炎の除外に参考となる。
7. 甲状腺血流増加・尿中ヨードの低下が無痛性甲状腺炎との鑑別に有用である。

［著者 注］b)3. TSAbはTRAbと測定方法が異なります。
b)4. ヨードが甲状腺に集まる程度を診る検査。バセドウ病では甲状腺全体に集まります。

慢性甲状腺炎（橋本病）の診断ガイドライン

a)

臨床所見

1. びまん性甲状腺腫大（萎縮の場合もある）ただしバセドウ病など他の原因が認められないもの

b)

検査所見

1. 抗甲状腺ペルオキシダーゼ抗体（抗TPO抗体）陽性
2. 抗サイログロブリン抗体陽性
3. 細胞診でリンパ球浸潤を認める

1) **慢性甲状腺炎（橋本病）**
a)およびb)の1つ以上を有するもの

【付記】

1. 阻害型抗TSH-R抗体などにより萎縮性になることがある。
2. 他の原因が認められない原発性甲状腺機能低下症は慢性甲状腺炎（橋本病）の疑いとする。
3. 甲状腺機能異常も甲状腺腫大も認めないが抗TPO抗体または抗サイログロブリン抗体陽性の場合は慢性甲状腺炎（橋本病）の疑いとする。
4. 自己抗体陽性の甲状腺腫瘍は慢性甲状腺炎（橋本病）の疑いと腫瘍の合併と考える。
5. 甲状腺超音波検査で内部エコー低下や不均質を認めるものは慢性甲状腺炎（橋本病）の可能性が強い。

［著者 注］b)3. 細胞診：甲状腺に針を刺して採取した細胞を顕微鏡で診る検査。

Medical File 23

一般的な血液検査

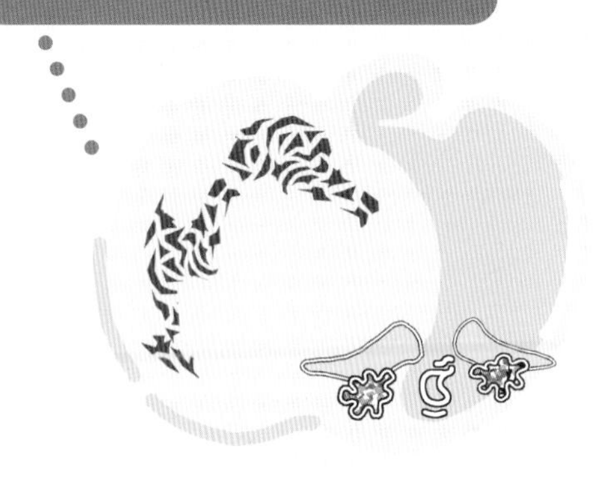

血液検査したら、アルカリフォスファターゼ値が高いと言われたわ

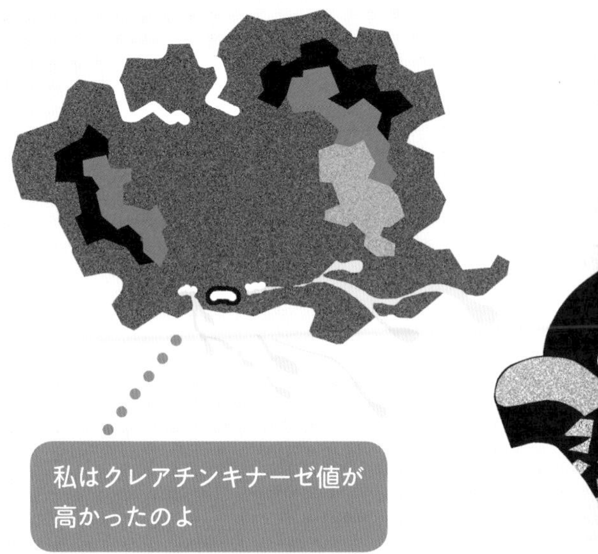

私はクレアチンキナーゼ値が高かったのよ

健康診断の血液検査から甲状腺機能異常の徴候が見つかることも

一般的な健康診断でもよく調べる肝機能検査値（ALT、AST、γ-GTP、T-Bil）は、甲状腺機能亢進症で肝臓に血液がうっ滞すると（P.36）上昇します。

肝臓は消化液である胆汁をつくっていますが、甲状腺機能低下症になると新陳代謝が低下し、胆汁の流れが悪くなり（胆汁うっ滞）、この場合も肝機能検査に異常をきたします。

また、アルカリフォスファターゼ（ALP）という酵素は、肝臓だけでなく骨でもつくられています。甲状腺ホルモンは骨代謝を促進させる（P.32）ので、甲状腺機能亢進症でALPが上昇します。甲状腺機能低下症ではALPは低下します。

そして、筋肉が収縮するときのエネルギー代謝に関与しているクレアチンキナーゼ（CK）は、甲状腺機能亢進時に低下し、甲状腺機能低下時に上昇するので、筋疾患と勘違いされることがあります。

甲状腺ホルモン値は、貧血とも密接に関係しています。

甲状腺機能亢進症では新陳代謝が亢進して、鉄・葉酸の消耗が増します。甲状腺機能低下症では鉄・葉酸の吸収の減少と、赤血球（RBC）をつくるエリスロポエチンの腎臓での低下、過多月経が起きます。いずれも貧血を引き起こす要因となり、検査では、赤血球数、血色素（Hb）量とヘマトクリット（Ht）値に変化があります。

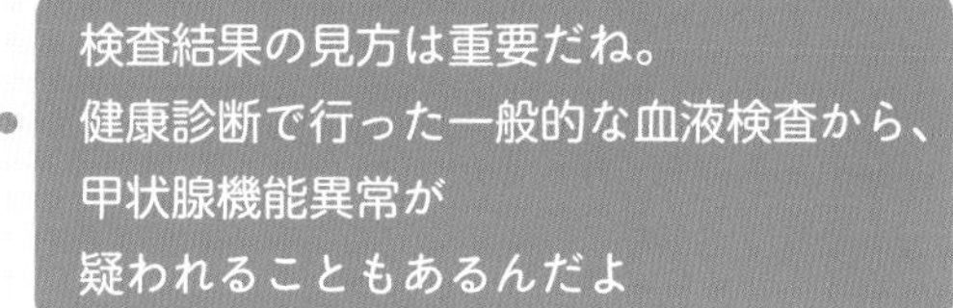

検査結果の見方は重要だね。
健康診断で行った一般的な血液検査から、
甲状腺機能異常が
疑われることもあるんだよ

>> 血液検査値例（肝機能について）

肝機能	単位	基準値	バセドウ病（亢進期）	橋本病（低下期）
ALT	U/L	5～45	81↑	76↑
AST	U/L	10～40	75↑	69↑
γ-GTP	U/L	0～48	96↑	83↑
T-Bil	mg/dL	0.3～1.2	1.3↑	1.0

>> 血液検査値例（脂質異常について）

脂質異常	単位	基準値	バセドウ病（亢進期）	橋本病（低下期）
LDL-CHO	mg/dL	70～139	32↓	148↑
中性脂肪	mg/dL	50～149	42↓	165↑

>> 血液検査値例（骨・筋代謝について）

骨・筋代謝	単位	基準値	バセドウ病（亢進期）	橋本病（低下期）
ALP	U/L	38～113	135↑	36↓
CK	U/L	50～210	48↓	352↑

>> 血液検査値例（貧血について）

貧血	単位	基準値	バセドウ病（亢進期）	橋本病（低下期）
RBC（赤血球数）	$\times10^4/\mu L$	376～516	362↓	349↓
Hb（血色素量）	g/dL	11.2～15.2	10.3↓	10.1↓
Ht（ヘマトクリット値）	%	34.3～45.2	32.1↓	31.9↓

Medical File 24

バセドウ病の合併症

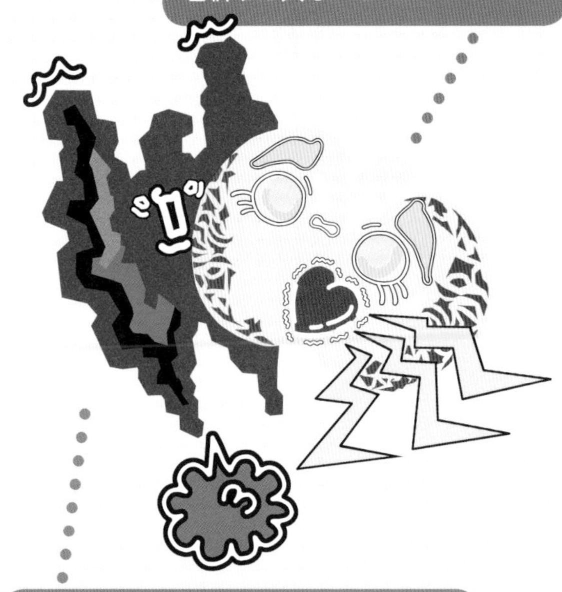

バセドウ病は眼が大きくなったり、心房細動という不整脈を合併する人もいるの
眼や心臓だなんて、甲状腺のある首とは離れたところに異常が出るのね

眼や心臓のトラブルを併発する場合も……

　バセドウ病になるとかかるかもしれない合併症は、ふたつあります。眼が大きく見えるバセドウ病眼症と不整脈のひとつの心房細動です。

バセドウ病眼症

　充血や痛み、視力障害を伴ったり、物が二重に見えることもあります。
　この病気は、次のように2通りのメカニズムを経て発症します。
眼瞼後退：甲状腺ホルモン値が高くなると交感神経が優位となり、上眼瞼を吊り上げるミューラー筋が異常に収縮した結果、上眼瞼が後退して眼が大きく見えます。早い時期であれば、甲状腺ホルモン値が正常化すると治ります。
眼球突出：TRAbは、甲状腺刺激ホルモン（TSH）受容体と結合して甲状腺ホルモンを過剰に分泌させるだけでなく、眼の奥にある眼球を動かす外眼筋や脂肪組織にある受容体にも結合して肥厚させます。その結果、眼球が前に押し出され、眼球突出を引き起こします。甲状腺ホルモン値が正常化しても改善されないことがあるので、眼科専門医と連携して、治療を進めます。
　喫煙は甲状腺機能に悪影響を及ぼすだけでなく、バセドウ病眼症を発症させたり、悪化させる原因になるので、治療と同時に禁煙は必須です。

>> 眼瞼後退と眼球突出のメカニズム

バセドウ病の人は痩せて目がぱっちりしていることが多いので、美人病と称されますが、それもこの合併症のせいで、眼科専門医の治療が必要な場合もあります

外眼筋肥厚
ミューラー筋収縮
視神経圧迫
上眼瞼後退
眼球突出
脂肪組織肥大
骨

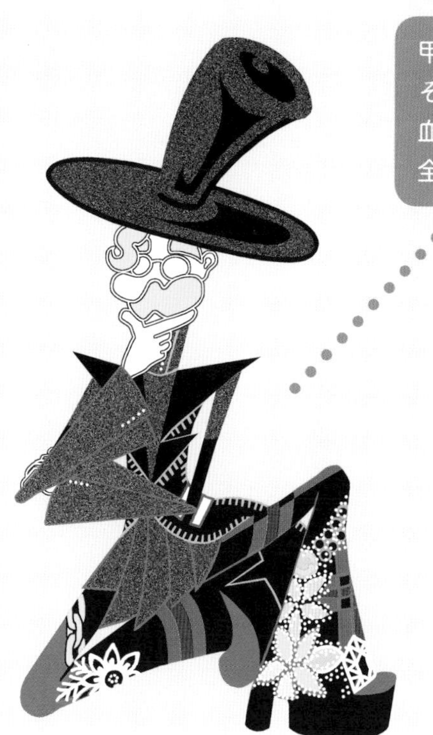
甲状腺は首にあっても、
そこでつくられた甲状腺ホルモンは
血液中に放出され、
全身に作用するからね

>> 心臓内の血栓が脳に移動!?

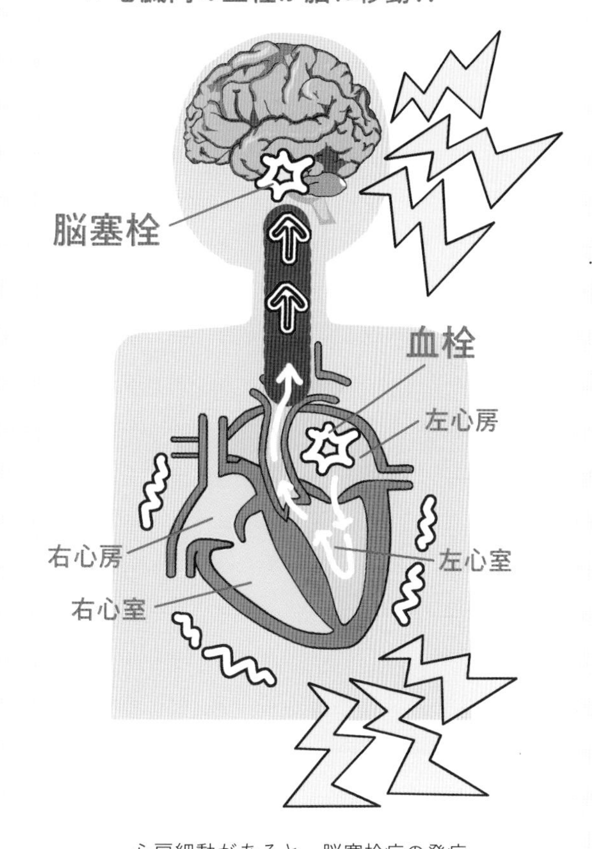

心房細動があると、脳塞栓症の発症率は、2～7倍に増えるといわれています。バセドウ病になると心房細動の発症率が高くなるので、要注意。バセドウ病と診断されたら、心電図の測定をしてもらいましょう

心房細動

心臓には左右に心房・心室の4つの部屋があり、甲状腺ホルモン値が高いと左心房がけいれんを起こしたようにブルブル震える心房細動を合併することがあります。左心房から左心室に血液を規則正しく送れなくなりますが、左心室は働いているので全身に血液は流れています。

心房細動を放置しておくと心房内に血液の塊（血栓）ができ、それがはがれ、脳に行く血流に乗って血管が詰まると脳塞栓症になります。

本来、心房細動は治りにくいのですが、バセドウ病に起因する心房細動は、甲状腺機能が正常になることで半数以上の人が治ります。心房細動と診断されたときは、甲状腺機能検査も受けてください。

Medical File 25

橋本病の合併症

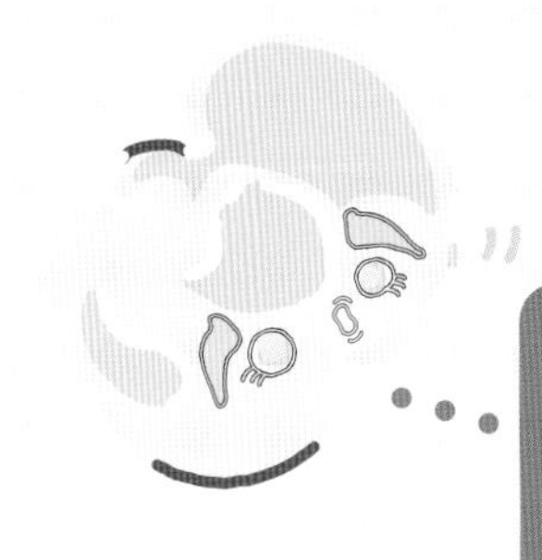

橋本病は、
無痛性甲状腺炎という
病気を合併しやすいん
ですって？

バセドウ病と間違えると厄介。無痛性甲状腺炎には要注意！

橋本病に合併しやすい無痛性甲状腺炎という病気は、当初、バセドウ病と同じように甲状腺ホルモン値が高くなります。その仕組みを右ページの絵で説明しましょう。

甲状腺はホルモンをつくる工場の働きと蓄えておく倉庫の働きをもち、工場でつくられて倉庫に蓄えられた甲状腺ホルモンを血液中に放出するメカニズムが、分泌作用ということになります。

バセドウ病の場合は、工場が誤作動した状態。たくさんホルモンをつくり、蓄えも多く、血液の中にも多量に放出されます。

一方、無痛性甲状腺炎は、工場でつくられるホルモンが多いのではありません。甲状腺の炎症によって倉庫としての機能が破壊され、貯蔵されていた甲状腺ホルモンが漏れ出て血液中の甲状腺ホルモン値が高くなる病気です。倉庫が空になると、正常な時期を経た後に低下しますが、工場がしっかり働けば、治療しなくても数カ月後には元に戻ります（右図）。軽症なら、甲状腺機能低下症に陥らずに治ることもあります。

気をつけたいのは、無痛性甲状腺炎の甲状腺中毒症の時期に、甲状腺ホルモン値が高いからといってバセドウ病で用いられる抗甲状腺薬を服用すると、低下期の甲状腺機能低下症を助長してしまうこと。時間をおいて複数回検査することが大切です。

›› 無痛性甲状腺炎の場合の甲状腺ホルモン値の変化

そう！　甲状腺ホルモン値がまるで
ジェットコースターみたいに乱高下するの!!
一時的な病気だから、
そのままでも治ってしまうらしいけれど、
医療機関できちんと診てもらえば安心よ

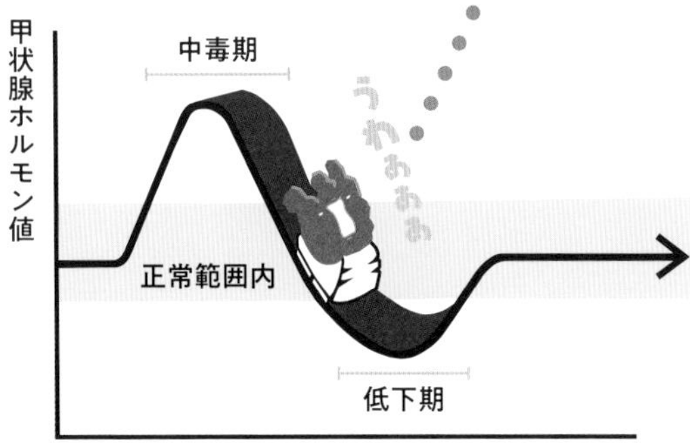

無痛性甲状腺炎

無痛性甲状腺炎は、甲状腺に対する免疫の異常が原因とされています。

自己免疫疾患である橋本病に合併するだけでなく、免疫機構が変化しやすい産後にも起き、また、明らかな原因がなく発症することもあります。

>> 甲状腺中毒症

血液中の甲状腺ホルモン値が高い状態を「甲状腺中毒症」といいます。

「甲状腺中毒症」が起こる原因は、工場でホルモンをたくさんつくっている「甲状腺機能亢進症」(A) と、倉庫が破壊され蓄えられていたホルモンが血液中に一気に放出される「破壊性甲状腺炎」(B) であり、それぞれの代表的疾患が、バセドウ病と無痛性甲状腺炎です。

無痛性甲状腺炎は
破壊性甲状腺炎のひとつ。
そのメカニズムを学習してみよう

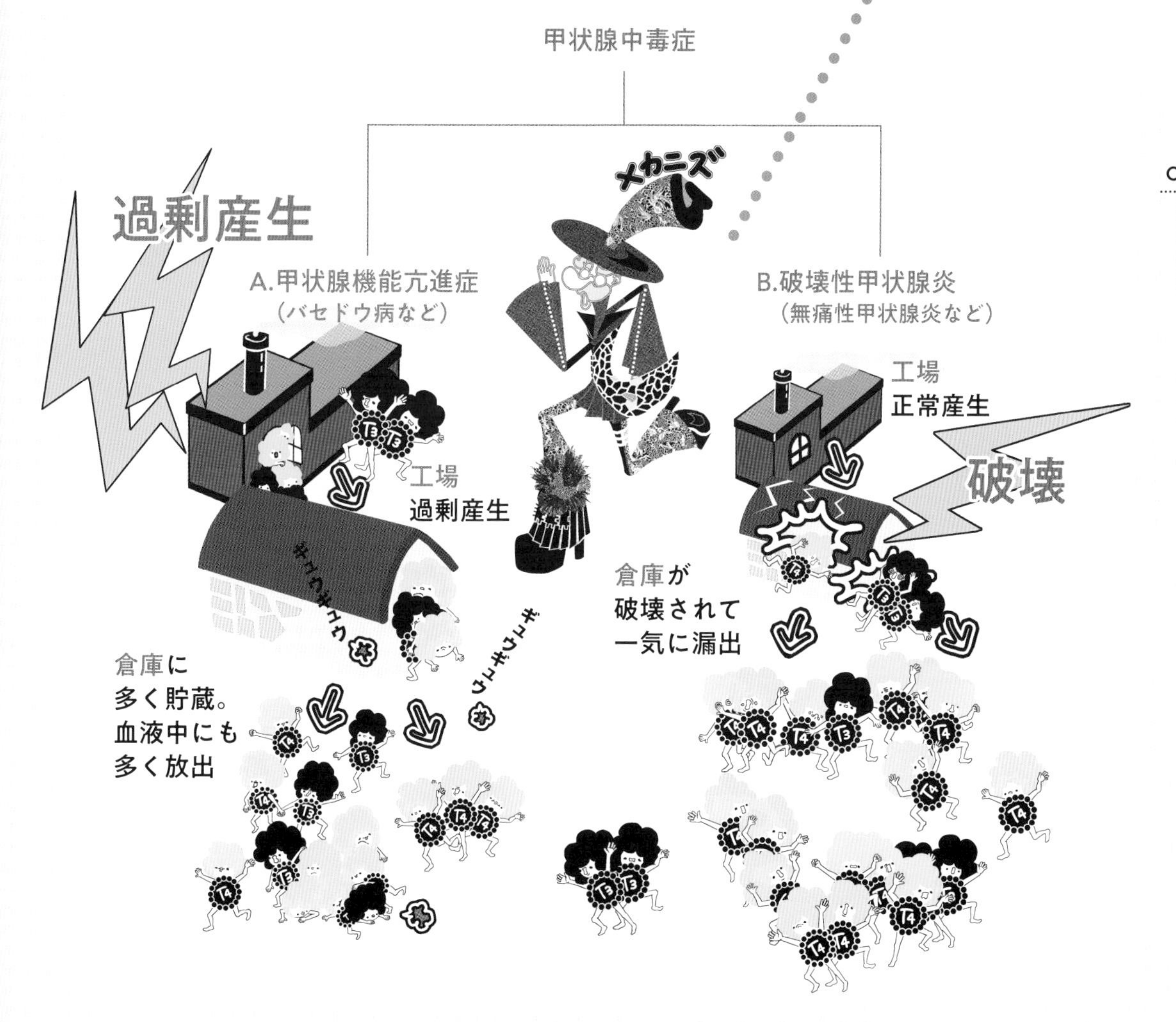

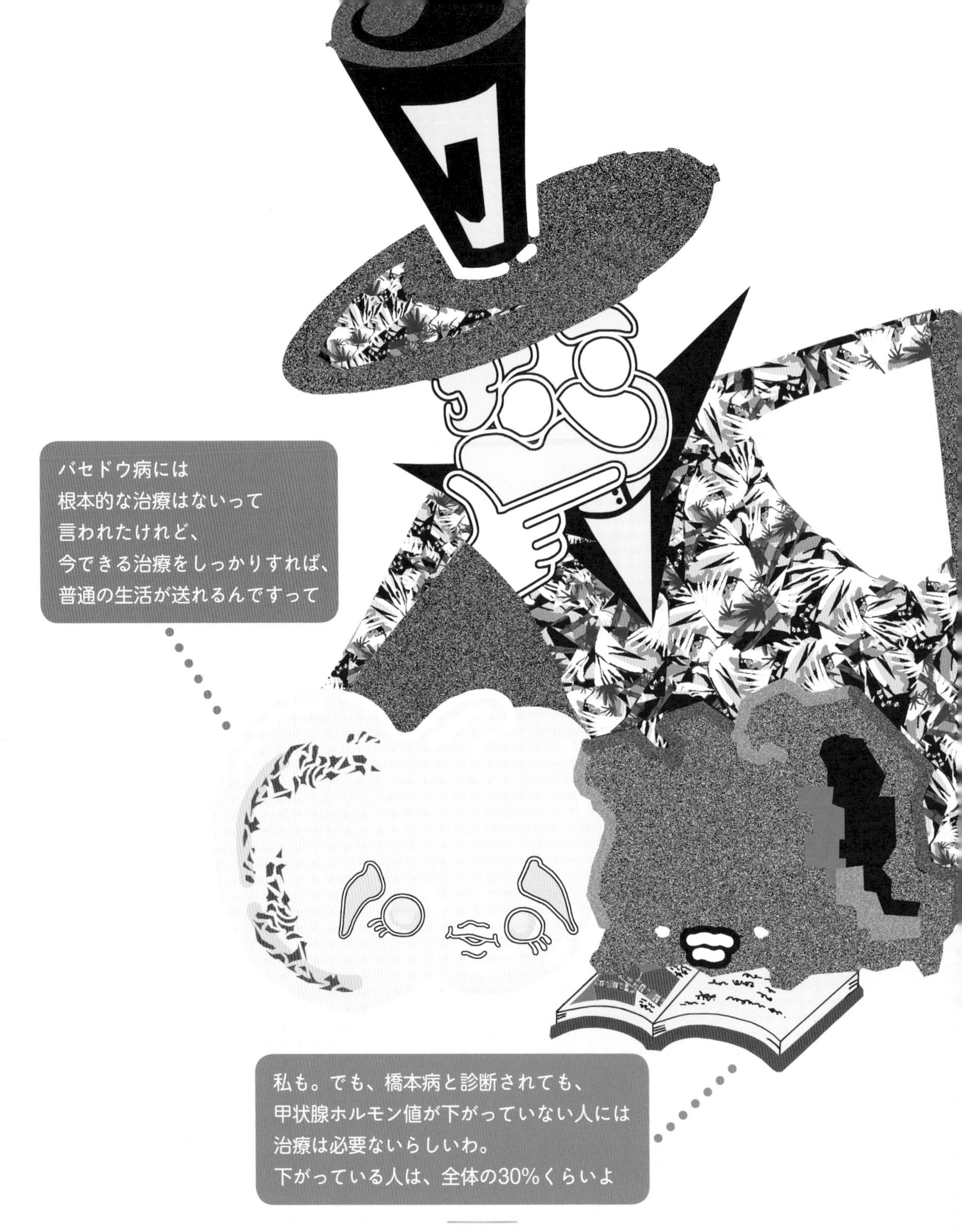
バセドウ病には
根本的な治療はないって
言われたけれど、
今できる治療をしっかりすれば、
普通の生活が送れるんですって
私も。でも、橋本病と診断されても、
甲状腺ホルモン値が下がっていない人には
治療は必要ないらしいわ。
下がっている人は、全体の30%くらいよ

そのとおり。
バセドウ病も橋本病も、
自分の状態をきちんと把握して、
適切な治療を受けることが大切だね

Chapter 5

バセドウ病と橋本病の治療

Medical File 26

バセドウ病の治療
3種類の考え方

バセドウ病の治療方法には
薬物療法・放射性ヨード内用療法・
手術の3つがあるけれど、
最初は薬よね

最初は、薬の内服治療。1年半~2年を目安に

バセドウ病の最初の治療は、抗甲状腺薬を内服することです。しかし、抗甲状腺薬の治療効果にも限界があり、放射性ヨード内用療法や手術といった他の治療方法を選択することもあります。

抗甲状腺薬の効果があったとしても、将来、中止できるかどうかの予測は困難なので、１年半から２年経っても中止できない場合に、他の治療方法に切り替えるかを検討します。

抗甲状腺薬以外の治療を行うにしても、その前に薬で甲状腺機能を正常にしておかなければいけません。

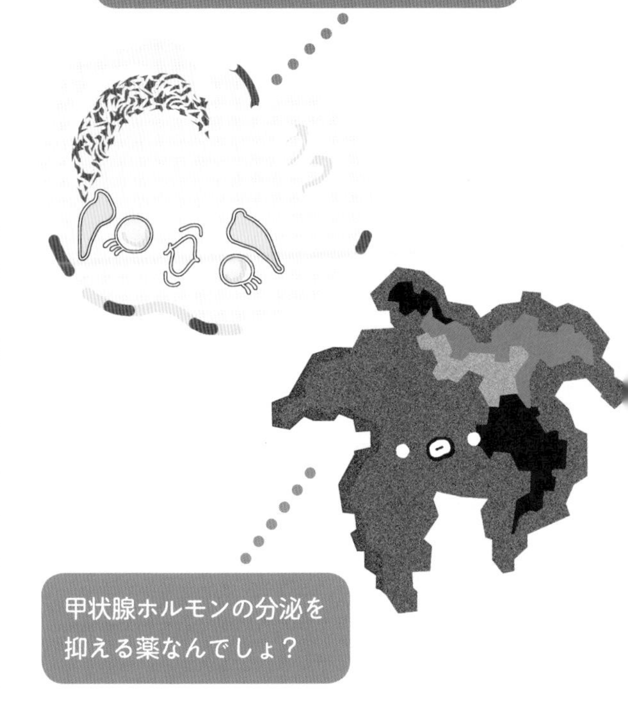
甲状腺ホルモンの分泌を
抑える薬なんでしょ？

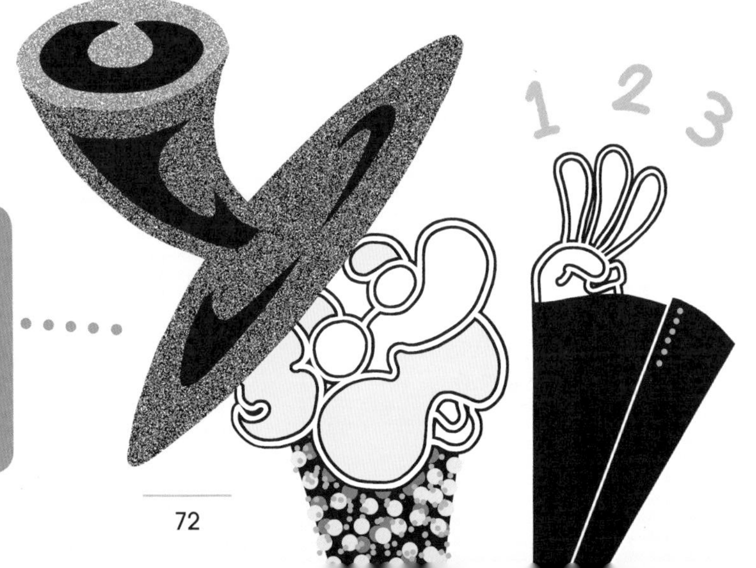

薬の効果が思ったほど
得られないときや
副作用が出て
飲むことができないときに、
放射線を利用した治療、
手術を選択するんだよ

>> ２番目の治療方法はこの２種類

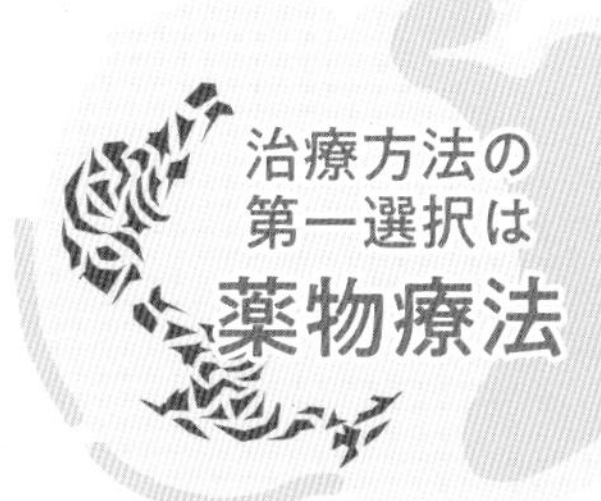
治療方法の
第一選択は
薬物療法

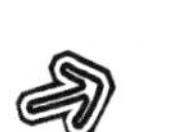
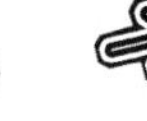
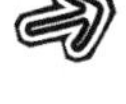

治療方法の
第二選択❶は
放射性ヨード
内用療法

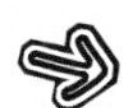
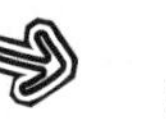
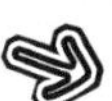

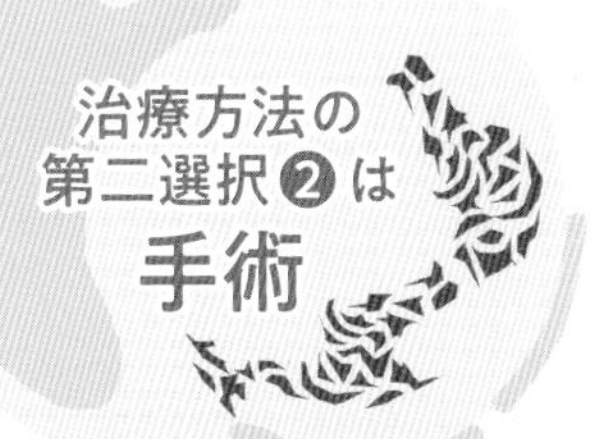
治療方法の
第二選択❷は
手術

>> 3通りの治療方法を比較

	薬物療法（抗甲状腺薬）	放射性ヨード内用療法	手術
対象	全年齢	原則18歳超（5歳から18歳以下は薬物療法・手術が困難な場合のみ容認） 妊娠・授乳中でない 女性6カ月・男性４カ月以内に妊娠の予定がない 甲状腺がん（疑いも含む）がない	術前検査で手術・麻酔可能な人
方法	通院しながら抗甲状腺薬を内服	特殊な施設で放射性ヨードカプセルを服用	入院して手術
期間	長い	効果が表れるまで1年程度	短い
再燃※	中止後可能性あり	効果が表れれば極めて少ない＝将来機能低下症になる	少ない＝機能低下症になりがち
短所	副作用の心配がある	バセドウ病眼症が悪化することがある	手術・麻酔の合併症を起こすことがある

※正常化した甲状腺ホルモン値が再度悪化すること

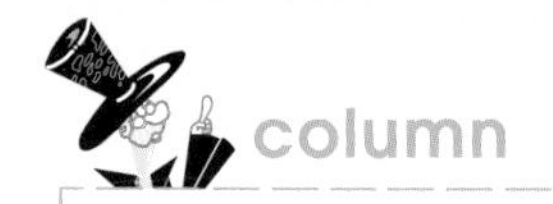

▶薬物療法（抗甲状腺薬）に代わる治療方法の決め方

変更する理由

抗甲状腺薬から、放射性ヨード内用療法または手術に変更する場合、次のような絶対的適応と相対的適応があります。

［絶対的適応］　抗甲状腺薬から他の方法に変更せざるをえない場合。

①無顆粒球症、重症肝炎や急速進行性糸球体腎炎などの重篤な副作用が起きたとき。
②2種類ある抗甲状腺薬がともに副作用で使用できないとき。

［相対的適応］　3つの治療方法の長所・短所を考慮し、抗甲状腺薬からその他の治療方法に変更するか否かを考える場合。

①甲状腺ホルモン値が正常化しない、あるいは、正常化しても再燃を繰り返すとき。
②早く内服薬を中止したいとき。薬を飲みながらの妊娠を避けたい場合も含まれる。
③定期的な受診が困難なとき。
④びまん性甲状腺腫が大きいとき。
⑤結節性甲状腺腫を合併しているとき。

選択するヒント

抗甲状腺薬以外の治療方法に変更することになった場合、放射性ヨード内用療法にするか手術にするか。両者の長所・短所を比較して選択します。

放射性ヨード内用療法

〈長所〉
a. 副作用・合併症が少ない。
b. いったん効果が出れば再燃しにくい。
c. 繰り返し治療ができる。
d. 投与量によるが、ほとんどの場合、入院を必要としない。

〈短所〉
a. 18歳以下は原則不可。5歳から18歳以下は薬物療法・手術が困難な場合のみ、容認される。
b. 妊婦・妊娠している可能性のある女性、授乳婦、女性6カ月・男性4カ月以内に妊娠の予定がある人はできない。甲状腺がん（疑いも含む）が合併している場合はできない。
c. バセドウ病眼症が悪化することがある。
d. 投与量によっては入院を要する場合がある。
e. 効果発現まで時間を要する。
f. 将来、高率に甲状腺機能低下症になる。

手術

〈長所〉
a. 早期に治療効果が出る。
b. 再燃しにくい。
c. 合併した甲状腺結節も同時に切除できる。

〈短所〉
a. 手術・麻酔のリスクがある。
b. 入院を要する。
c. 手術痕が残る。
d. 甲状腺機能低下症になることがある。
e. 再手術は非常に困難。

≫バセドウ病の治療方法を変更するタイミング

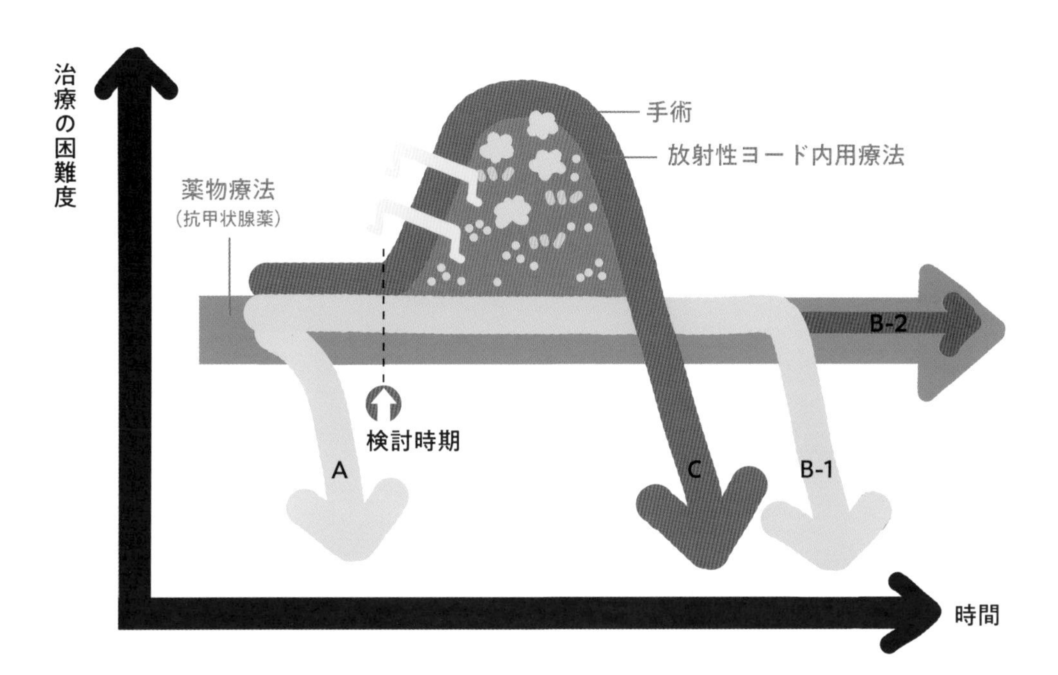

「ハードルと山」を眺めつつ、切り替えのタイミングをセレクト

１年半から２年経過した段階（⬆）で治療方針を検討します。

A. 抗甲状腺薬を服用して、⬆までに改善されれば中止する。

B. 抗甲状腺薬を中止できなくても続ける。

将来中止できるかできないか、この⬆の段階では判断できませんが、「抗甲状腺薬を継続して、よくなって中止できる（B-1）ことを期待する」、または「中止できなくても悪化することがなければ（B-2）そのまま抗甲状腺薬を継続する」、という考え方で継続します。

C. 放射性ヨード内用療法または手術を選択する。

薬物療法を中止するという目標をより確実にするため、他の治療方法を選択します。しかし、これらには高いハードルがあり、それをクリアしながら山を越えなければいけないので、慎重に検討する必要があります。

Medical File 27

バセドウ病の治療
薬物療法

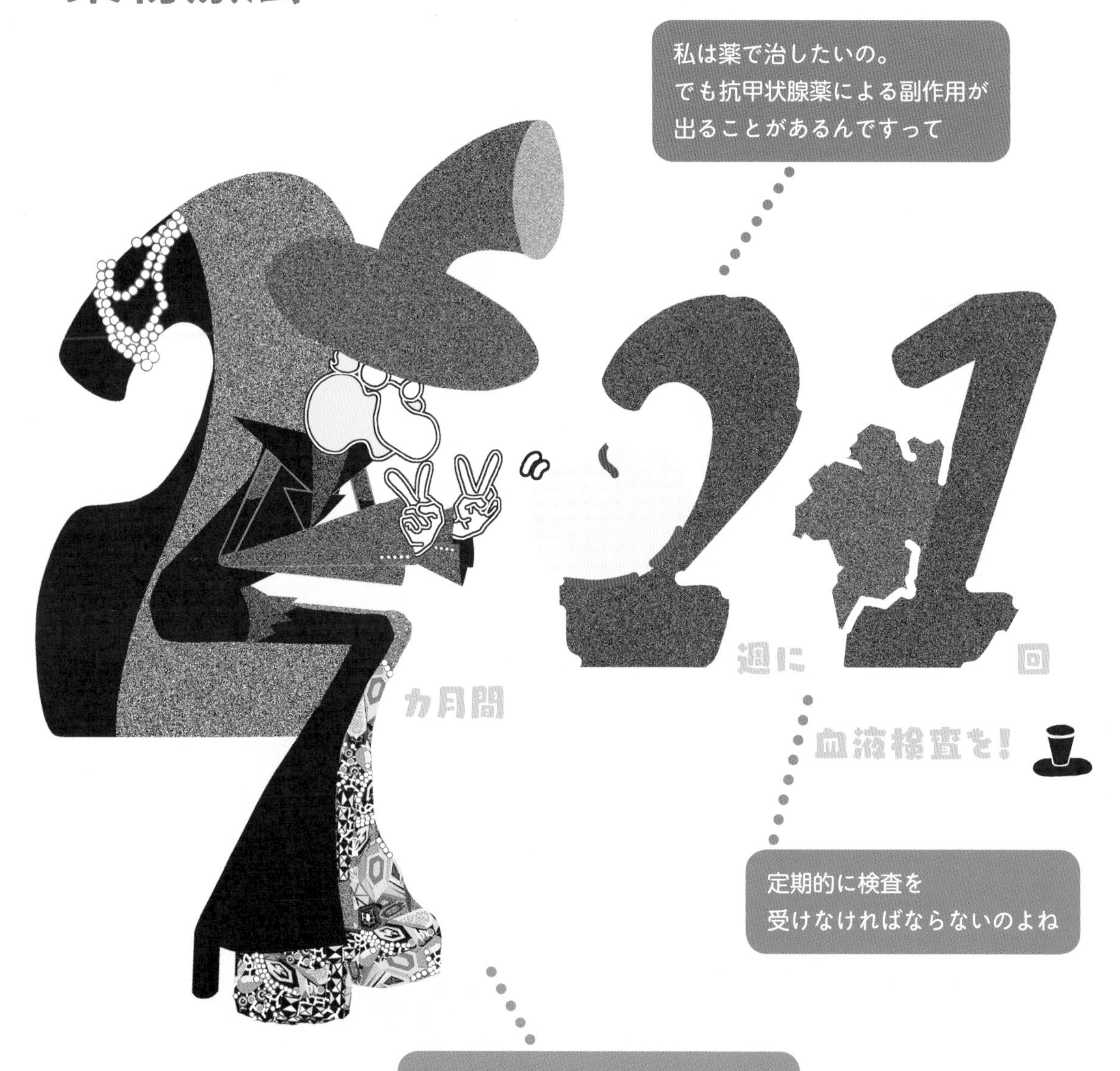

私は薬で治したいの。
でも抗甲状腺薬による副作用が
出ることがあるんですって
カ月間
週に
回
血液検査を！
定期的に検査を
受けなければならないのよね

抗甲状腺薬の副作用チェックのため、
少なくとも投与開始後２カ月間は、
原則として２週間に１回
血液検査をする必要があるんだよ

甲状腺ホルモン値をコントロール！しばらく薬を続けて、寛解を目指す

バセドウ病の場合、甲状腺ホルモンの過剰な分泌を抑えることが治療になります。その最初の選択肢は内服薬です。抗甲状腺薬を服用して、甲状腺ホルモン値が正常になることを目標とします。

すでにつくられて甲状腺内に貯蔵されている甲状腺ホルモンは、消費されるのには時間がかかるため、薬を服用してすぐに症状が改善されるとは限りません。しかし、薬を続けていれば効果が表れ、甲状腺機能は改善します。病状がよくなれば薬を減量して、飲まなくてもよい状態（寛解）を目指します。

ただし、抗甲状腺薬の副作用（P.78～79）が出現することがあり、注意深く症状を観察することが必要です。

バセドウ病の薬の種類

抗甲状腺薬には、MMI（メルカゾール®）とPTU（プロパジール®、チウラジール®）の2種類があります。

MMIはPTUに比べて効果が高く、副作用の出現頻度が低いため、第一選択とされます。しかし、妊娠初期に服用するとわずかながら胎児の奇形が増えるという報告があったり、服用量によっては乳汁に分泌されるので、こうした時期はPTUへの変更を検討します。

内服薬には、抗甲状腺薬以外にもう1種類、KI（ヨウ化カリウム）があります。多量のヨードが含まれているので、服用するとウォルフ-チャイコフ効果（P.104）によって甲状腺ホルモン値が下がります。抗甲状腺薬ほどの副作用はありませんが、人によっては途中で効果がなくなることがあります。抗甲状腺薬との併用、軽症時の単独使用、あるいは、副作用で抗甲状腺薬が使えないときの短期使用など、補助的な役割を担う薬です。

抗甲状腺薬に重篤な副作用が出れば、その薬は使えず、他の治療を行います。また、抗甲状腺薬の効果が十分に出ない、薬を中止したい、定期的通院が困難、甲状腺腫が大きい、結節性甲状腺腫を合併しているなどのときは、他の治療方法に切り替えるかどうかを考えなければいけません。切り替えることにした場合、放射性ヨード内用療法、手術それぞれの特徴（P.73）を比較・検討して選択します。

対象成分名	商品名
MMI（チアマゾール）	メルカゾール®
PTU（プロピルチオウラシル）	プロパジール®
	チウラジール®
KI（ヨウ化カリウム）	ヨウ化カリウム丸

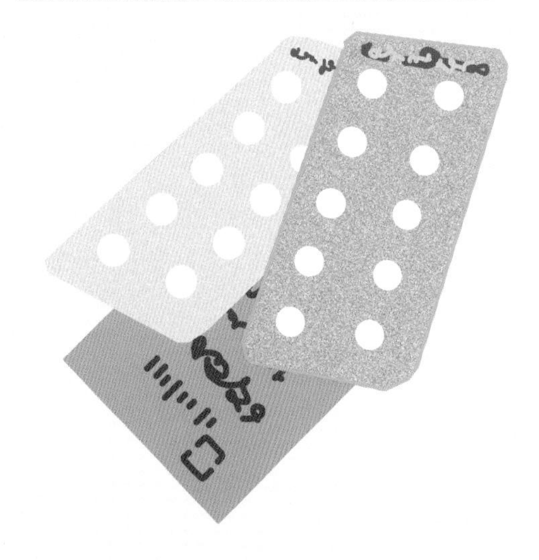

抗甲状腺薬の副作用

1. 無顆粒球症

白血球は顆粒球、リンパ球、単球に分類されますが、その顆粒球の中の好中球が減少し、細菌に対する抵抗力がなくなります。

風邪症状で発症するため、高熱、咽頭痛といった症状があればただちに白血球、好中球を測定しなければなりません。発症すると入院が必要で、放置すると死に至ることもあります。しかし頻度は極めて低く、この症状があっても風邪であることがほとんどです。

>> 白血球の分類

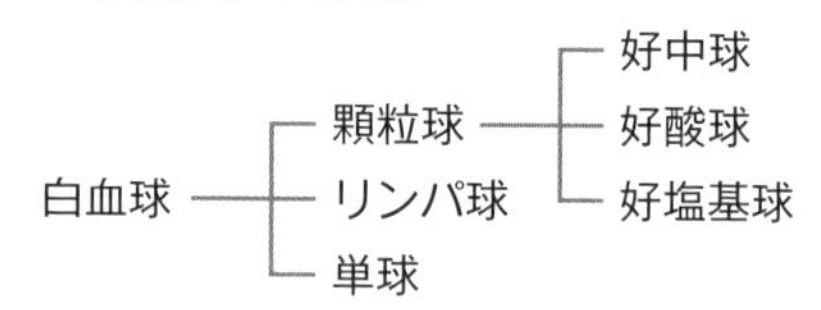

白血球は顆粒球、リンパ球、単球で構成されています。顆粒球はさらに好中球、好酸球、好塩基球に分類されます

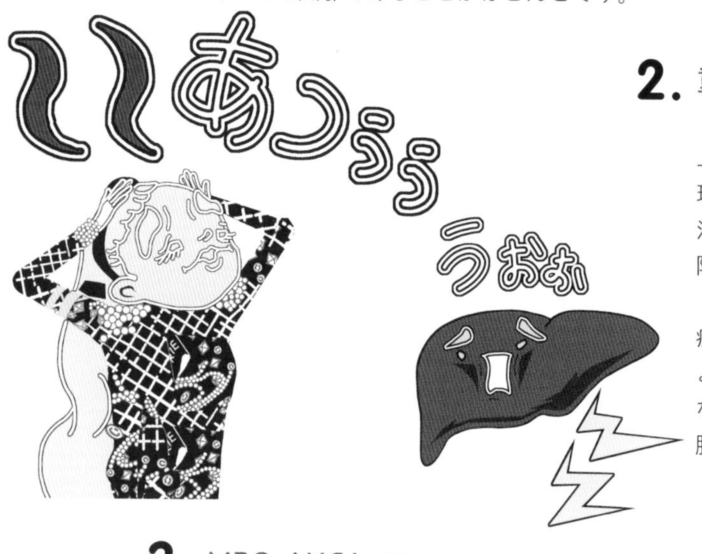

2. 重症肝炎

肝臓の検査でALT、AST、γ-GTP、T-Bilが上昇し、眼球結膜、手などの皮膚に黄疸が出現します。一時的な軽度肝機能障害は自然に治ることもありますが、重症肝炎になれば入院を要します。

肝機能異常は、バセドウ病になる前から肝疾患に罹患していたり、甲状腺機能亢進症による肝機能障害（P.36）とも考えられ、前者なら原疾患の診療を行い、後者であれば甲状腺機能が正常化すると治ります。

3. MPO-ANCA（抗好中球細胞質ミエロペルオキシダーゼ 抗体）関連血管炎

抗甲状腺薬を長期間服用したとき、非常に頻度は低いのですが、発熱、関節痛、筋肉痛、急速進行性糸球体腎炎、間質性肺炎などの重篤な症状が出るMPO-ANCA関連血管炎を合併することがあります（MMIよりPTUに多い）。この合併症を起こしやすいかどうかを予測する検査が、MPO-ANCA検査です。陽性であるからといって、ただちに症状が出るわけではありませんが、陰性者に比べて合併症に陥りやすいので、症状が出ていない段階で抗甲状腺薬以外の治療方法に切り替えるかを検討します。

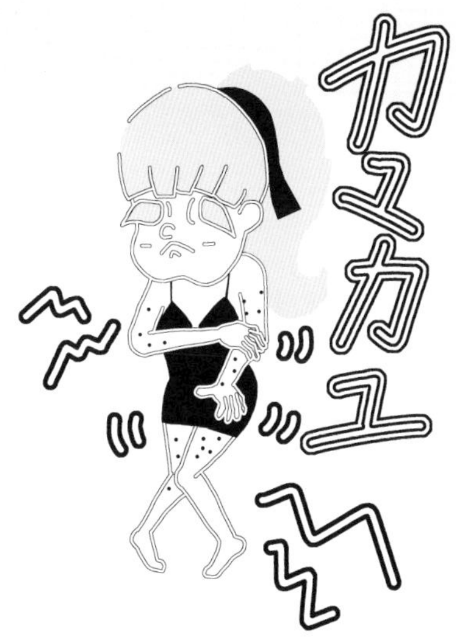

4. 発疹・かゆみ

比較的多い副作用です。軽症であれば抗アレルギー剤を服用して乗りきることができます。重症の場合は、もう一方の抗甲状腺薬（MMIを服用していればPTU、あるいはその逆）に変更するか、放射性ヨード内用療法、手術を行います。薬の影響ではなく甲状腺ホルモン値が高いためにかゆみが出ることがありますが、その場合は甲状腺ホルモン値が正常化すると治ります。

5. インスリン自己免疫症候群

インスリンは、血糖値を下げるホルモンで、膵臓（すいぞう）から分泌されています。メルカゾール®などの薬剤のためにできた抗インスリン抗体と結合したインスリンは働きが鈍り、高血糖となるので、新たなインスリンが分泌されます。ところが、抗体のインスリン結合力は弱く、結合がはずれると再びインスリン作用が発揮され、新たなインスリンと加わってインスリン作用が過剰になり、低血糖を引き起こします。

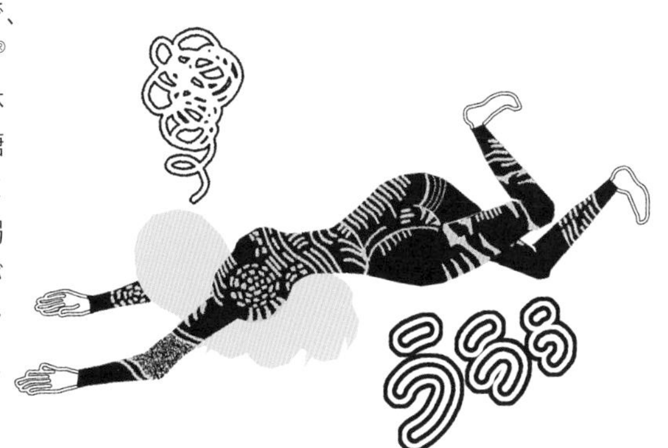

重篤な副作用発現時の症状

下記のような場合は入院治療が必要で、放置しておくと生死に関わります。

これを防ぐために、必ず定期的検査を受けてください。

- 無顆粒球症／発熱、咽頭痛
- 重症肝炎／倦怠感、黄疸
- MPO-ANCA（抗好中球細胞質ミエロペルオキシダーゼ 抗体）関連血管炎／血尿・腎不全、発熱、関節痛、筋肉痛

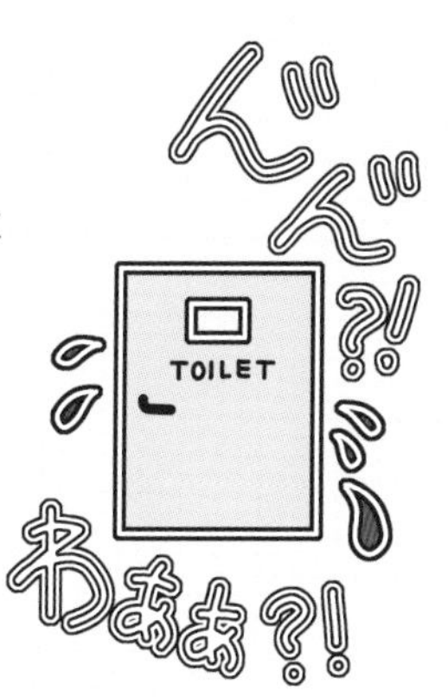

Medical File 28

バセドウ病の治療
放射性ヨード内用療法

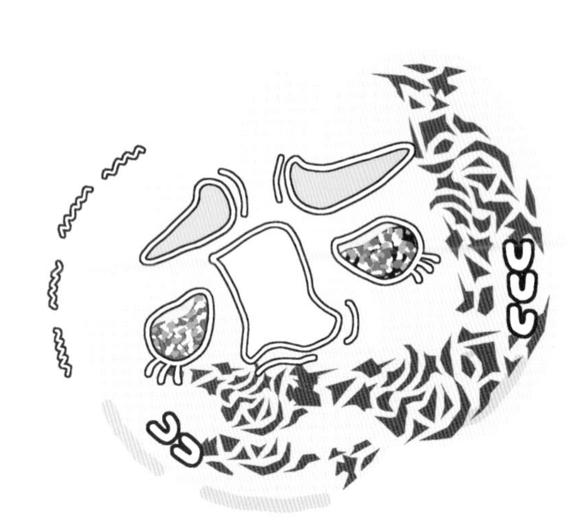

抗甲状腺薬が
効かなかったら
どうしよう

ほかの治療方法も
あるんでしょ？

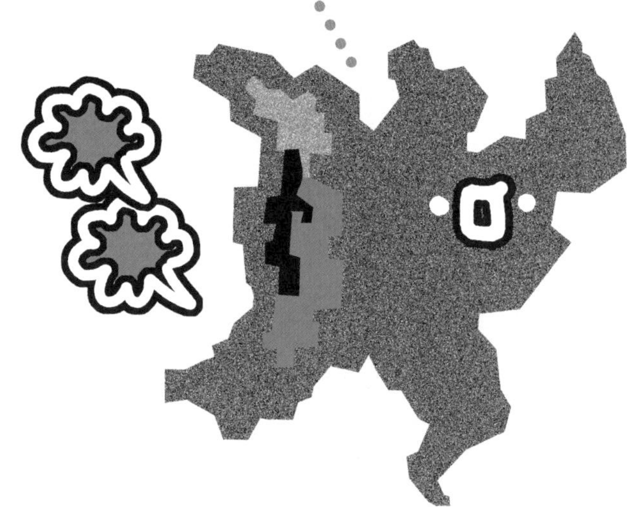

そのとおり。
放射性ヨード内用療法や
手術という方法もあるから心配無用

手術と比較して検討したい放射性ヨード内用療法とは？

口から摂取したヨードが甲状腺に集まることを利用した治療法です。服用したカプセルに入っている放射性のヨードが、甲状腺内で放射線を放ち、甲状腺細胞を破壊します。直後に甲状腺ホルモン値が高くなることがあるので、高齢者、心疾患のある人、また、バセドウ病眼症に注意が必要です。

このカプセルには放射性物質が入っているので特殊な施設の中で服用しますが、カプセルを飲むという行為に痛みなど苦痛はありません。

放射線を使うので、妊婦・授乳婦、女性6カ月・男性4カ月以内に妊娠の予定がある人、原則18歳以下（5歳から18歳以下は薬物療法・手術が困難な場合のみ容認）は、この療法は行えません。甲状腺がん（疑いも含む）を合併しているときは手術が優先されます。

放射性ヨード内用療法の甲状腺機能に対する目標

甲状腺に集まる放射線の量を計算することはできますが、その量で細胞がどのくらい破壊されるかは個人差があります。そこで目標を決めます。

A. 甲状腺機能の正常化を目指す
B. 甲状腺機能低下症を目指す

Aの機能正常化を目標にするほうが理にかなっているように思われますが、十分に効果が得られず治療を繰り返す可能性があります。機能正常化の目標に至っても早晩低下症に陥ることは避けられないため、正常化を目指すメリットはさほど大きくありません。また、重篤な副作用（P.79）で抗甲状腺薬を服用できない場合の2度目の再燃は許されず、Bを選択せざるをえません。

ただし、外来治療で使える1回の放射性ヨード量には上限があり、入院を要したり、複数回行う必要が出てきます。

>> 目標による長所・短所

目標	長所	短所
A. 甲状腺機能の正常化を目指す	放射性ヨード量が少ない	目標（甲状腺機能の正常化）に達する期間が長い
		再治療率がより高い。 晩発性（何年かして）機能低下症になる
B. 甲状腺機能低下症を目指す	目標（甲状腺機能低下症）に達する期間が短い	放射性ヨード量が多い
	甲状腺機能低下症に対する甲状腺ホルモン薬による治療は、身体的・経済的に負担が少ない	治療後、早期より甲状腺ホルモン薬を服用する

放射性ヨード内用療法のスケジュール

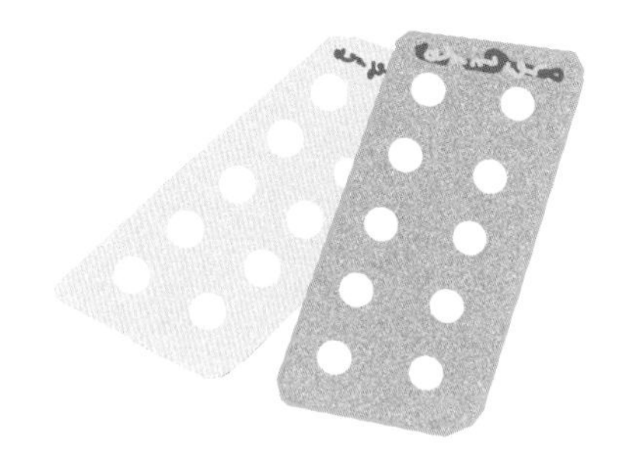

1. まずは抗甲状腺薬で治療を

数カ月以上かけて、抗甲状腺薬で甲状腺ホルモン値を正常にしておきます。バセドウ病眼症が悪化することがあるので、必要があれば診断・治療をしておきます。

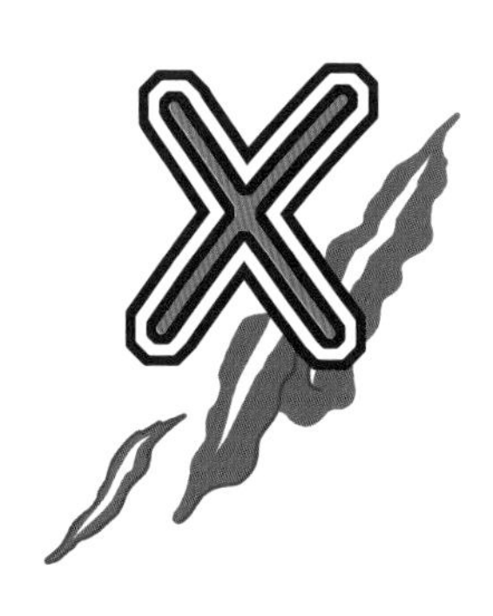

2. 1～2週間のヨード制限を

1～2週間前からヨード制限を行います。ヨード制限食を摂って体内のヨード量を減らしておき、放射性ヨードの濃度が高くなる準備をしておきます。

3. 薬の中止

2～3日前より、抗甲状腺薬、甲状腺ホルモン薬を中止します。

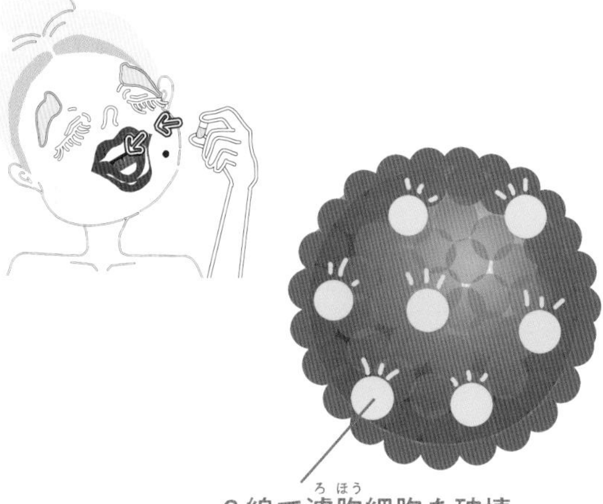

4. カプセル薬でヨードを体内に

妊娠していないことを確認して、放射線管理区域で放射性ヨード^{131}Iのカプセルを服用します。β（ベータ）線が甲状腺細胞を破壊し、効果は持続します。

5. 子どもとの接触に注意

放射性ヨード服用後7日間は、妊婦や子どもとの親密な接触・長時間の接触は避けます。子どもを15分以上抱いたり、添い寝も避けてください。トイレでは便座に座って排尿し、2回水を流します。お風呂は最後に入り、タオルの共用は避けましょう。

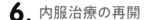

6. 内服治療の再開

服用3日後、ヨード制限を解除し、抗甲状腺薬を再開します。

7. 避妊

女性は6カ月、男性は4カ月避妊してください。

8. 1年間は内服治療を

治療効果が出るまでに1年程度かかるので、その間、内服治療を行います。

9. 再治療の可能性

十分な効果が得られない場合は、再治療を検討します。

>> 放射性ヨード内用療法ができない人

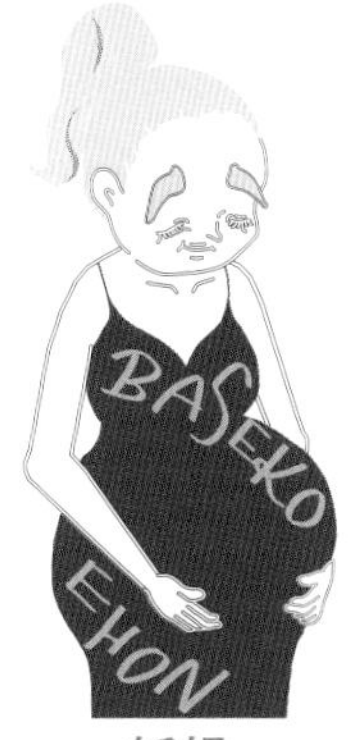

妊婦

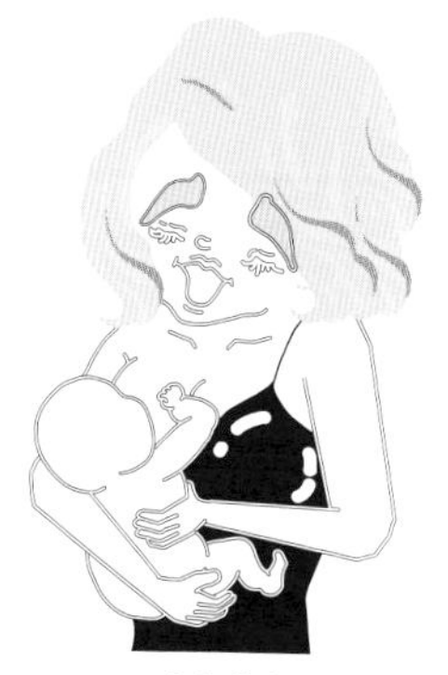
授乳婦

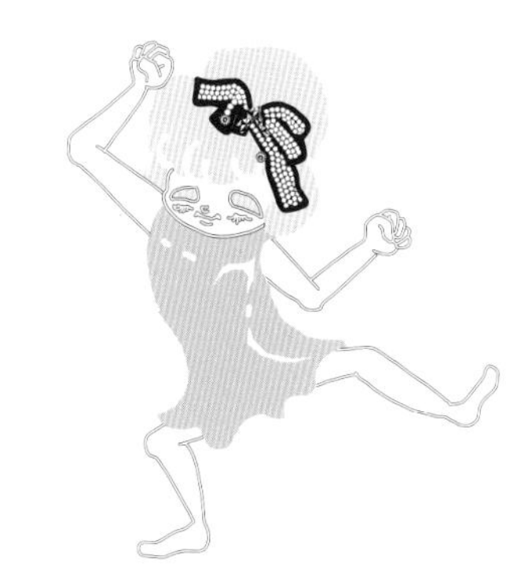
子ども

Medical File 29

バセドウ病の治療 手術

腫れが大きい
友だちがいるの

そういう人には、
手術がいいって聞いたわ

早期改善を望むなら手術。その目的と予後について

バセドウ病に対する手術は、甲状腺ホルモンを産生しすぎている甲状腺を摘出することでホルモン分泌をなくすために行われます。

入院しての手術・麻酔という高いハードルがありますが、それを乗り越えると短時間に甲状腺機能は正常化し、再燃もほぼ抑えられます。甲状腺結節が合併していれば、同時に切除できます。首の手術痕は、1年くらい経つと、かなり目立たなくなってくる人がほとんどです。

ただし、全摘といっても肉眼では見えないような甲状腺の細胞は残るので、少ないながらも再燃の可能性はあります。

手術後再燃した残存甲状腺は周囲の脂肪組織や筋肉と癒着しているので、再手術は困難です。抗甲状腺薬以外の治療方法を選択するときは、放射性ヨード内用療法を行います。

そうだね。抗甲状腺薬や
放射性ヨード内用療法と比べて、
手術のほうが向いている人もいるよ

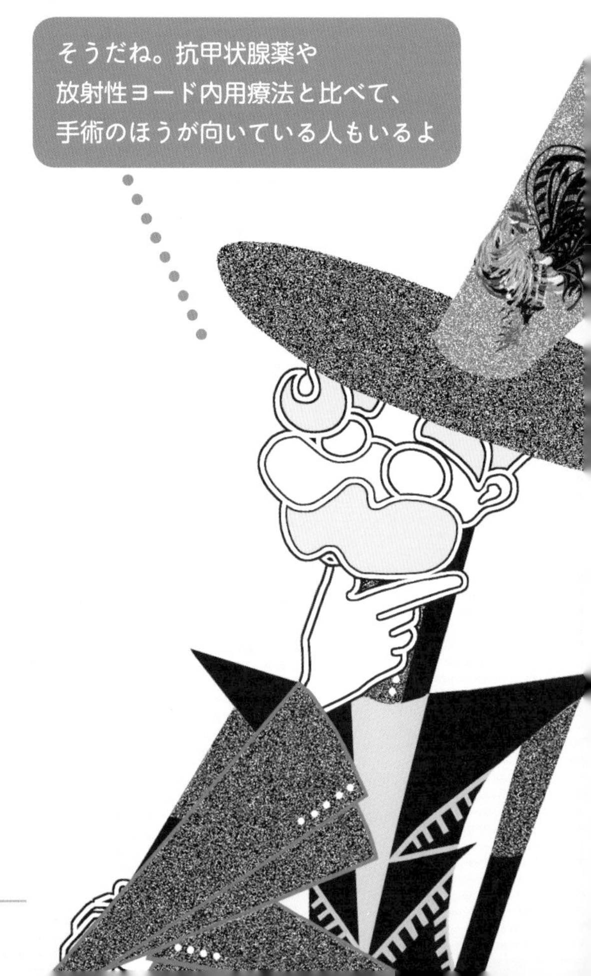

>> 手術のスケジュール

1. 内服治療からスタート

抗甲状腺薬で甲状腺ホルモン値を正常にしておきます。

2. 検査

手術、麻酔を受けることに支障がないか、事前に検査をします。

3. 反回神経をチェック

手術中、反回神経を損傷しないように甲状腺と分離しますが、生まれつき反回神経の位置に異常のある人がいます。手術前、超音波・CT検査で鎖骨下動脈の奇形を調べ、この奇形に伴う反回神経の異常を把握しておきます。

4. 甲状腺を全摘

原則、手術は甲状腺を全部摘出する全摘です。術後、甲状腺機能低下症になりますが、甲状腺ホルモン薬で治療でき、本来の目的であるバセドウ病を治療すること、すなわち、再燃を極力避けることができます。

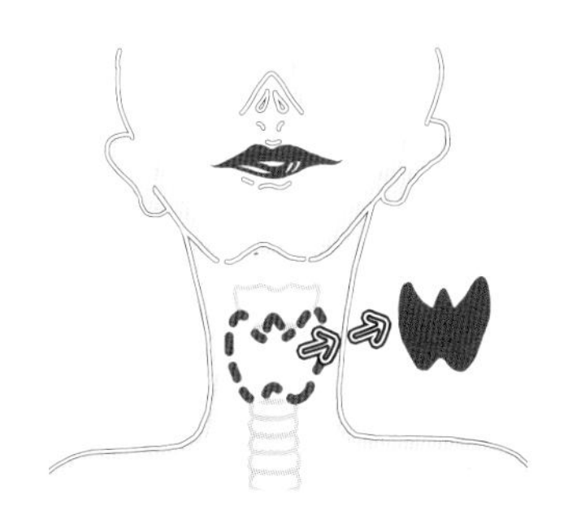

5. 退院

手術翌日には歩行し、1週間程度で退院できます。

6. 職場復帰、運動開始

甲状腺機能検査などを行いながら、2～3週間後から職場復帰、2～3カ月後から徐々に運動を開始します。ただし、病状によって個人差があります。

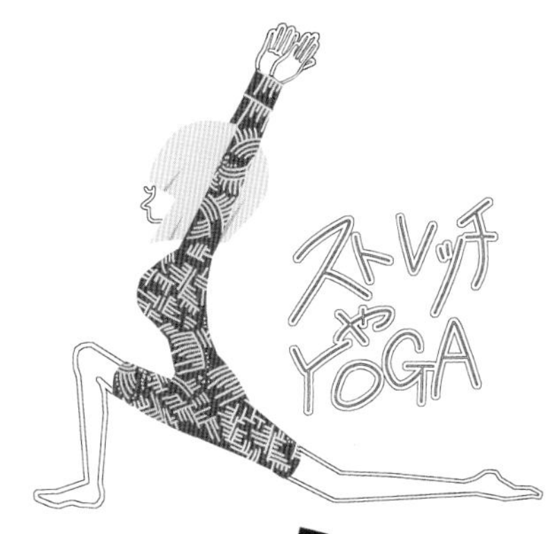

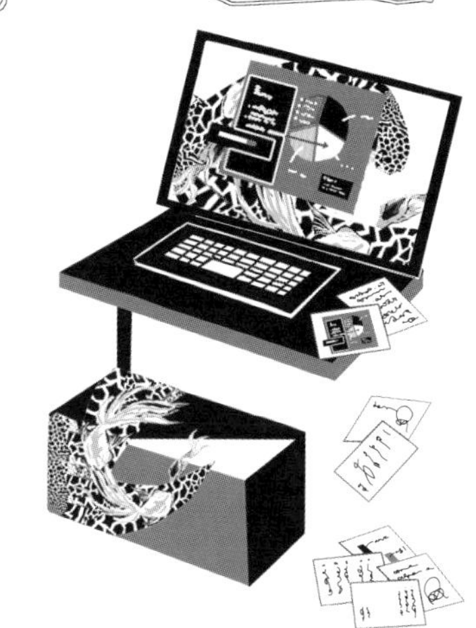

手術

手術のプロセス

1. 首のしわに沿って湾曲状に皮膚を切開し、甲状腺を露出させます。
2. 出血しないよう、甲状腺につながる4本の太い動脈（左右・上下甲状腺動脈）を結紮（けっさつ）（P.87）切離します。
3. 甲状腺周囲の脂肪組織にあり、かつ脂肪組織に似ている副甲状腺を探し出し、温存します。
4. 甲状腺と気管の間にある左右の反回神経を見つけ、傷つけないようにします。反回神経の太さは1～1.5mmで、細心の注意を払います。
5. 甲状腺全体を周囲組織から離し、摘出します。
6. 出血のないことを確認して、皮膚を縫合します。

>> 切開線

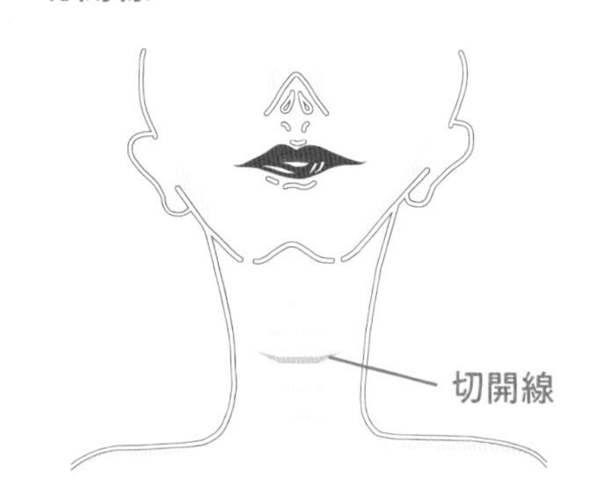

>> 反回神経の位置

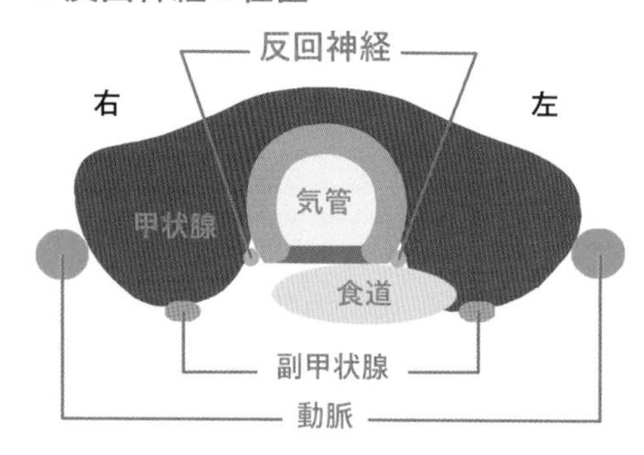

>> 後ろから見た副甲状腺

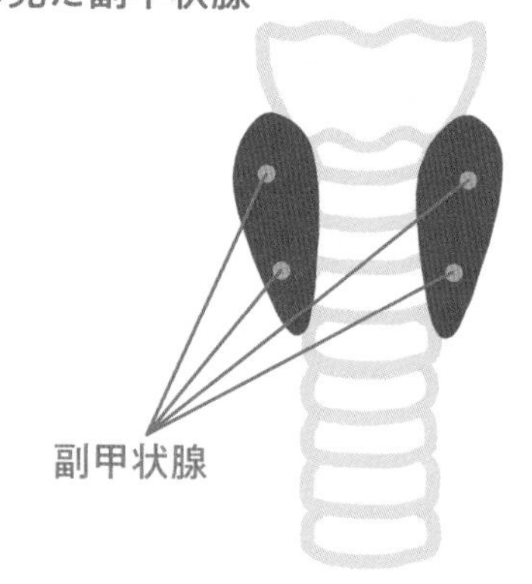

手術の合併症

1. **術後出血**　甲状腺は血管が多く、血流が豊富です。バセドウ病だと甲状腺の血流はなおいっそう多く、甲状腺自体も大きいので、手術後に出血しやすくなります。手術創に管を入れて血液や滲出（しんしゅつ）液を体外に排出しますが、急速に多量に出血し、気管が圧迫されて窒息する危険性があれば、ただちに止血するための再手術を行います。
2. **低カルシウム血症**　甲状腺の背面にある副甲状腺は、血液中のカルシウムを維持する働きがあります。副甲状腺は小さく米粒くらいで、通常4つありますが、人によっては3つあるいは5つ、それ以上のこともあります。なかには甲状腺の中に埋もれているものもあり、甲状腺と一緒に摘出された副甲状腺は手術中に筋肉内に移植します。それでも副甲状腺機能低下症による低カルシウム血症に陥った場合は、注射・内服薬で治療します。
3. **反回神経麻痺（まひ）**　甲状腺と気管の間に左右1本ずつの反回神経があり、声帯を動かしています。反回神経麻痺を起こすと声帯の動きが悪くなり、声がかすれたり、物を飲み込むときにむせることがあります。一時的で、ほとんどの場合、元に戻ります。

▶手術合併症を回避するための新しい技術

血管シーリングシステム

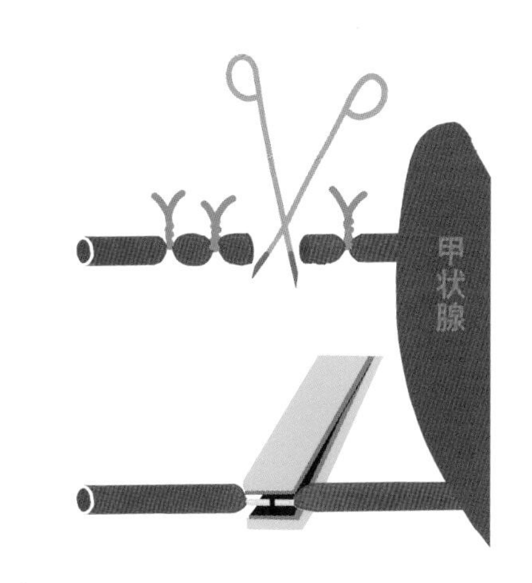

血管を切るときに、糸で結紮※をし、血流を遮断して切り離しますが、血管シーリング装置を用いて確実かつ短時間で行うことができます。

電気エネルギーと圧力で血管を密封することにより、血液が漏れないようにして（シーリング）、血管を切り離します。

糸で結紮してハサミで切離することが、ひとつの装置で一連の動作で行うことができます。

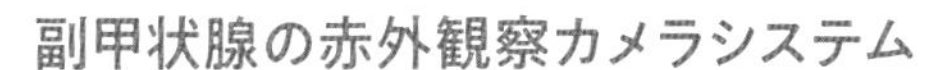

副甲状腺の赤外観察カメラシステム

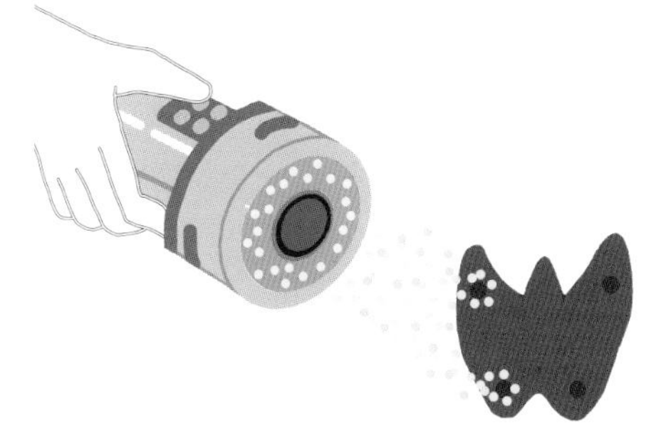

特定の波長の光を副甲状腺に当てると、周囲の組織と異なった光を発します。手術中に脂肪組織に似ている副甲状腺の場所を見極めたり、甲状腺の中に埋もれている副甲状腺を探すのに有効です。

反回神経モニタリングシステム

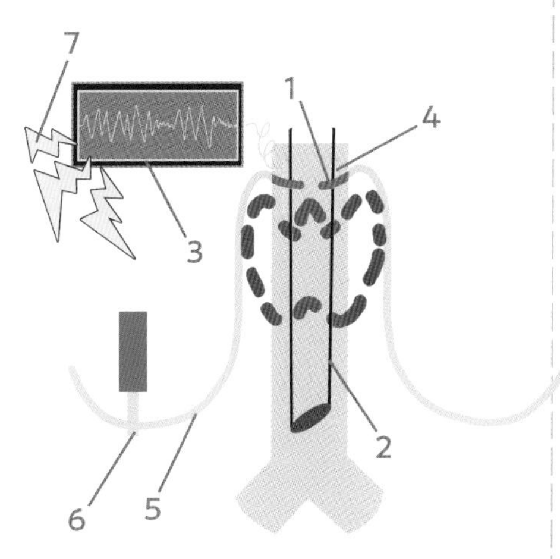

全身麻酔時、人工呼吸をするために声帯1を越えて挿入する気管内チューブ2の声帯に接する部分に、筋電図3とつながるセンサー4をつけておきます。

反回神経5の根幹を電気刺激6すると、甲状腺のそばの反回神経を介して声帯の筋肉が動き、筋電図が測定され、信号音7を発します。

手術中の操作で反回神経を引っ張ったり圧迫すると信号音が途絶え、ただちに手術操作を中止して神経損傷を防止できます。

※外科的処置の際に用いられる体の一部や医療機器をしばって固定する技術のこと。ここでは、血管を糸でしばること

Medical File 30

橋本病の治療と副作用

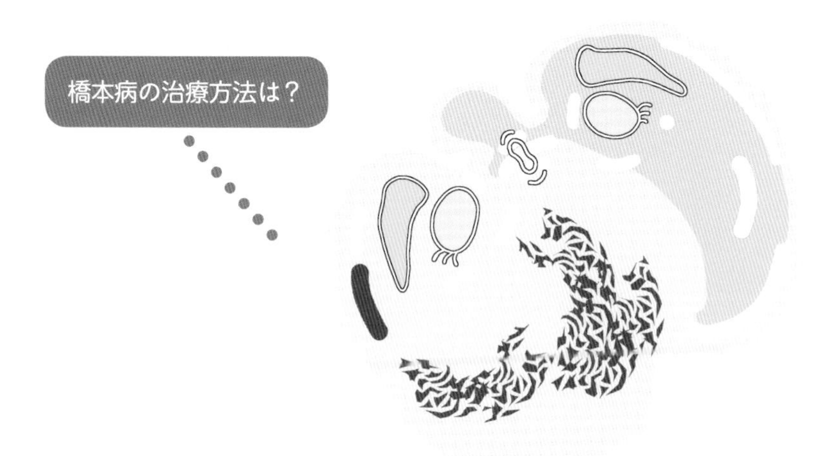
橋本病の治療方法は？

治療を要する人は、抗体のある人の約30％

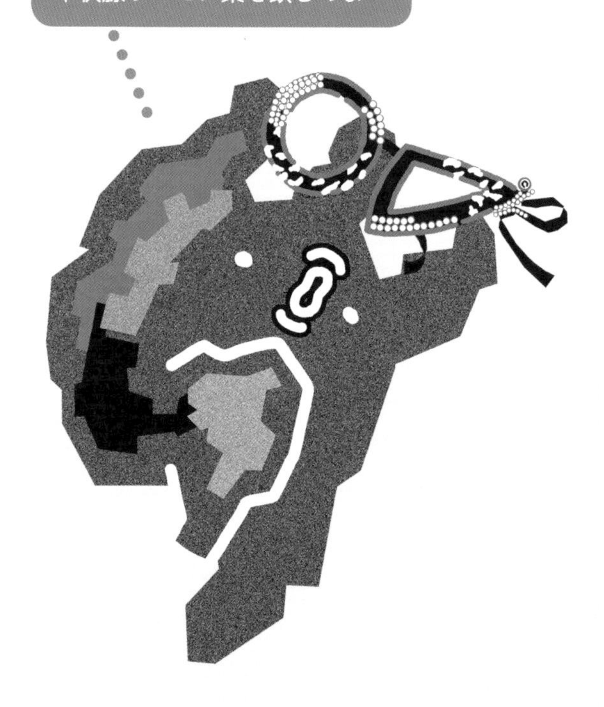
甲状腺機能が低下している人は、
甲状腺ホルモン薬を飲むのよ

橋本病もバセドウ病と同じ甲状腺の自己免疫疾患ですが、橋本病の場合は必ずしも治療が必要とは限りません。甲状腺機能が低下して甲状腺ホルモン値が下がった場合、甲状腺ホルモン薬の内服治療をします。

この薬はもともと体の中にあるホルモンそのものなので、副作用はほとんどありませんが、多すぎたり少なすぎたりしないよう、定期的な検査を行って適量を維持することが大切です。

自己免疫疾患である橋本病が完治することはないのですが、甲状腺ホルモン値が下がった人も、薬を飲むことで正常な値を保てば発症前の生活に戻れます。例えば、近視は眼鏡をかけて治るわけではないのですが、物がよく見え、通常の生活が送れるようになるのと同じです。

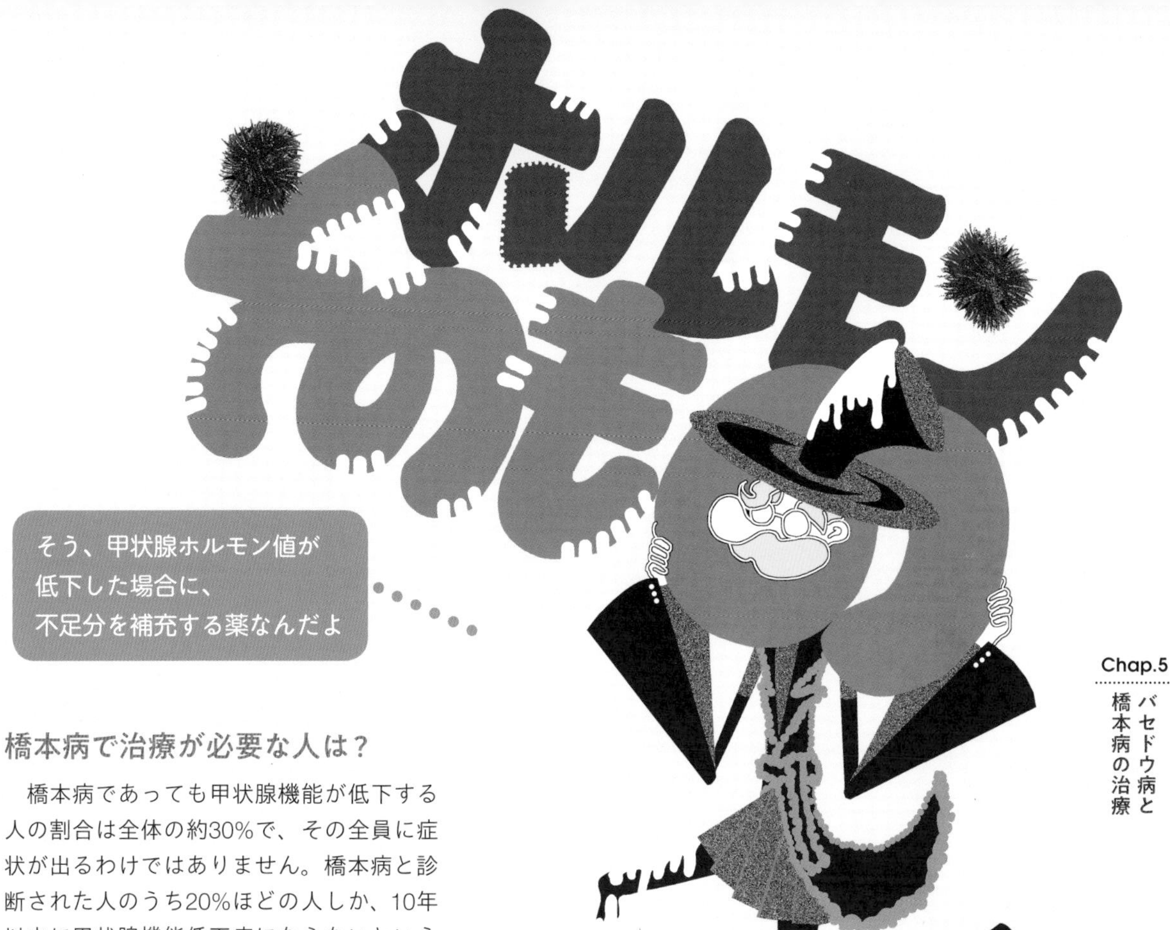
そう、甲状腺ホルモン値が
低下した場合に、
不足分を補充する薬なんだよ

橋本病で治療が必要な人は？

橋本病であっても甲状腺機能が低下する人の割合は全体の約30%で、その全員に症状が出るわけではありません。橋本病と診断された人のうち20%ほどの人しか、10年以内に甲状腺機能低下症にならないという統計もあります。

低下した人には甲状腺ホルモン薬の内服治療を開始し、血液検査で甲状腺ホルモン値を測定しながら薬の量を調整します。

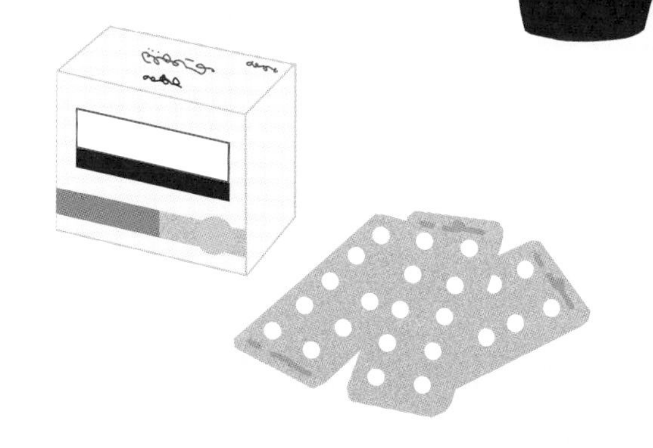

甲状腺ホルモン薬

甲状腺ホルモンが著しく不足している場合や、高齢者、心疾患のある人には心臓などに負担がかかりすぎるので、甲状腺機能の検査を行いながら、少量から始めて少しずつ増やしていきます。量を急に増やしたり、突然やめたりすることは危険です

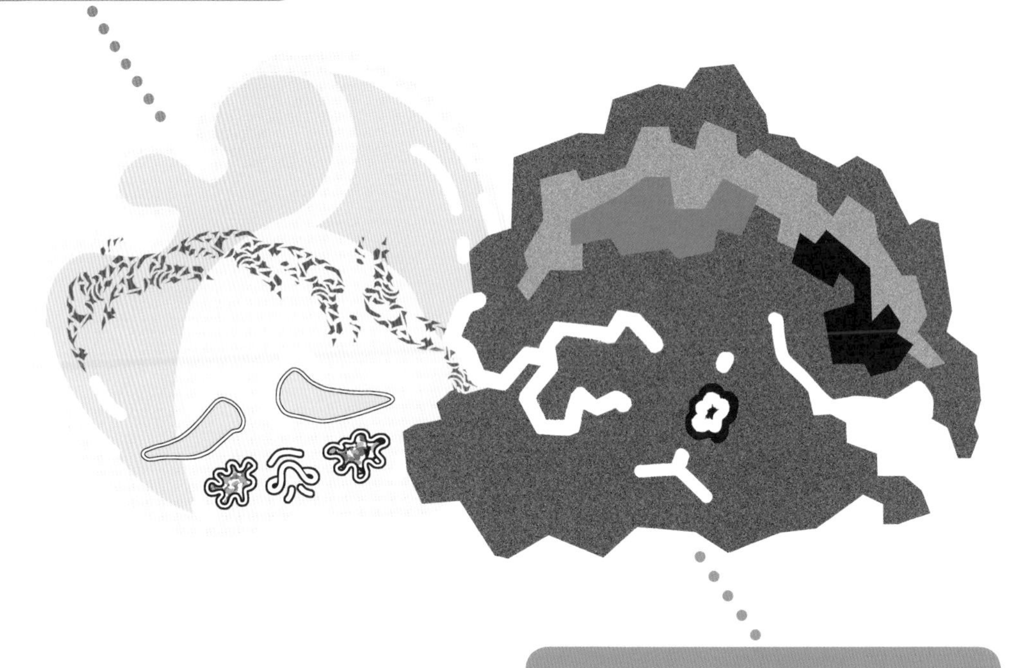

赤ちゃんが欲しいんだけれど、
大丈夫かしら？
橋本病で甲状腺ホルモン低下症になると、
妊娠しづらいって聞いたわ

Chapter 6

妊娠と甲状腺ホルモンの密接な関係

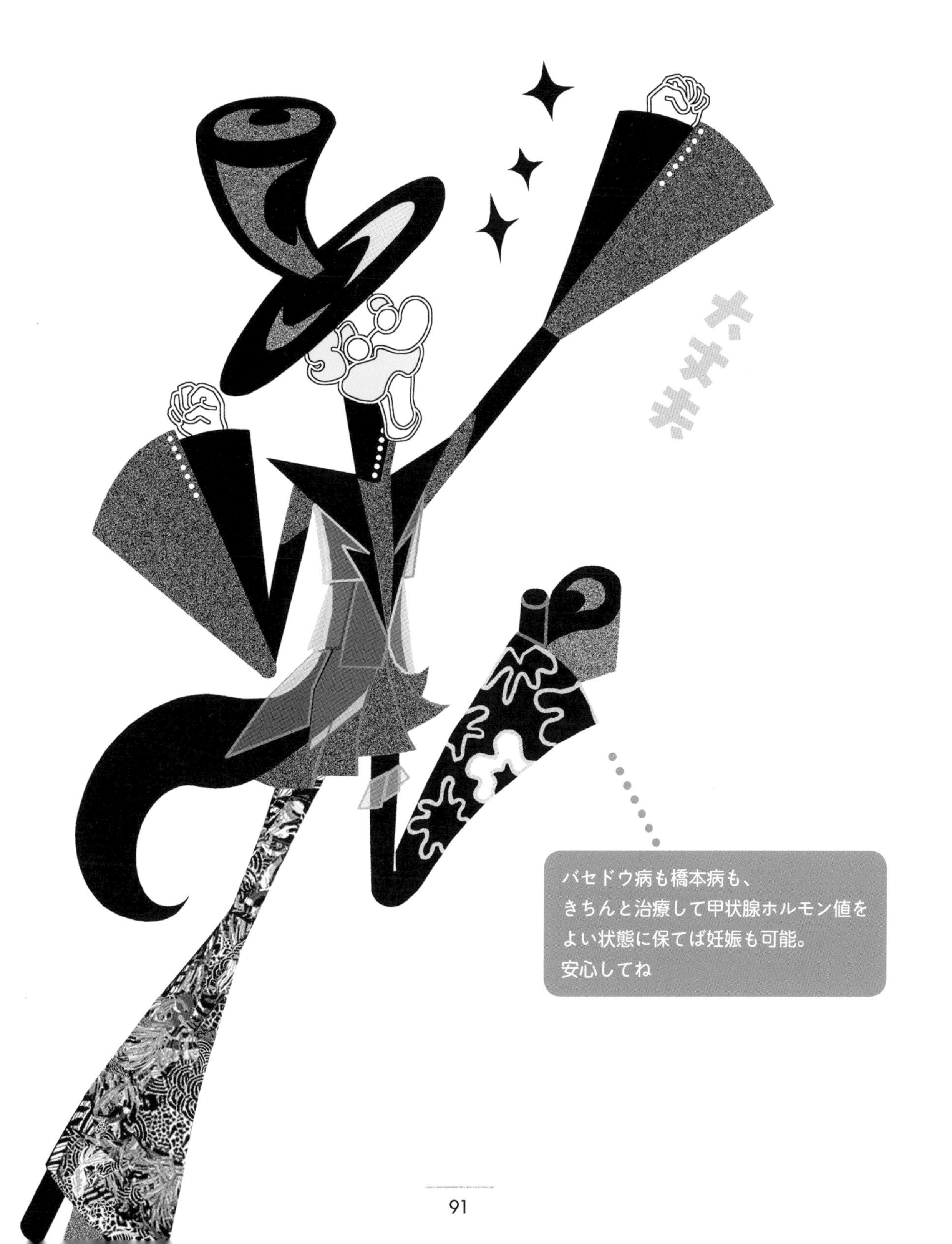
バセドウ病も橋本病も、
きちんと治療して甲状腺ホルモン値を
よい状態に保てば妊娠も可能。
安心してね

Medical File 31

バセドウ病と妊娠・出産・授乳

バセドウ病と知らずに妊娠すると危険。日頃から、自分の健康管理を怠らないで！

バセドウ病の女性が妊娠を考えるときに気をつけたいことは、3つあります。

第一に、甲状腺機能が亢進しているときは妊娠を避けます。甲状腺ホルモン値が高いまま妊娠すると、母体の心不全、妊娠高血圧症候群、また、胎児の流産・早産・発育不全の危険性があるからです。したがって、薬を服用してでも甲状腺機能を正常にしてから妊娠することが先決です。

最も避けたいことは、バセドウ病と知らずに妊娠することです。日頃から、健康診断やブライダルチェックなどを利用した健康管理を怠らないことが大切です。

第二に気をつけたいことは、薬の種類(P.77)です。なんら健康に問題がなく妊娠・出産しても、1〜2%の確率で奇形は発生します。妊娠を考えていないときに第一選択薬となるMMI（メルカゾール®）を器官形成期（妊娠5〜12週）に服用すると、胎児に奇形を及ぼす可能性が2%程度上がるといわれています。

奇形とは、頭皮欠損症、臍帯ヘルニア、臍腸管異常、食道閉鎖などですが、ほとんどの場合は治療が可能です。

妊娠9週（バセドウ病が悪化せず可能であれば15週）以前はPTU（プロパジール®、チウラジール®）への変更が望まれますが、第二選択薬のPTUはMMIに比べて効果が弱いうえに、母体の副作用のリスクが高まります。

この2種類の薬のメリット・デメリットを考えて選択することになりますが、MMI、PTUともに使い難い場合は、KI（ヨウ化カリウム）に変更することもあります。

第三に、薬のリスクを避けて妊娠したいと考える場合は、放射性ヨード内用療法または手術を行い、抗甲状腺薬を服用しなくてもよい状態にしてから妊娠することになります。ただし、このふたつの治療方法にも長所・短所（P.74）があります。特に、放射性ヨード内用療法の場合、妊娠できるようになるのが女性で6カ月後、男性で4カ月後と時間がかかり、長期的計画が必要です。

妊娠・出産に対して、リスクの全くない人はいません。バセドウ病に罹患したということもリスクのひとつになりますが、そのリスクをいかに少なくして妊娠・出産するかを考えた治療が必要です。

母体が未治療だと胎児に影響が……

バセドウ病であることを知らずに妊娠すること、あるいは、診断を受けていても治療を怠っていた未治療バセドウ病の人の妊娠は、避けなければなりません。胎児の甲状腺機能が亢進すると、胎児の甲状腺が大きくなったり、大腿骨の骨端線が閉鎖し、胎内で成長が止まってしまいます。

授乳と抗甲状腺薬

抗甲状腺薬を服用すると母乳に移行するため、服用量によっては注意が必要になります。MMI（メルカゾール®）は1日2錠まで、PTU（プロパジール®、チウラジール®）は1日6錠までで、ほとんどのケースで授乳可能です

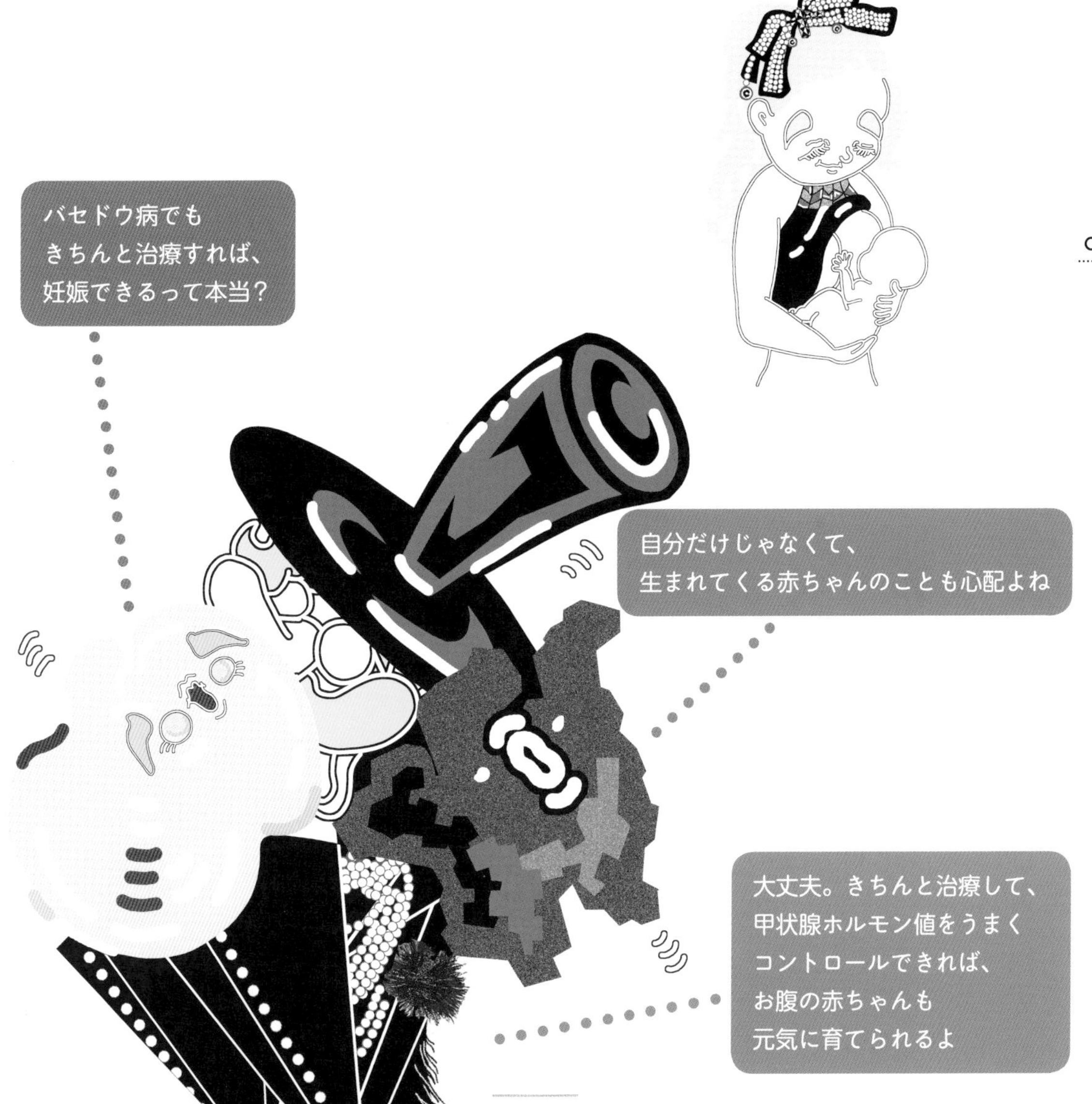

バセドウ病でも
きちんと治療すれば、
妊娠できるって本当？
自分だけじゃなくて、
生まれてくる赤ちゃんのことも心配よね
大丈夫。きちんと治療して、
甲状腺ホルモン値をうまく
コントロールできれば、
お腹の赤ちゃんも
元気に育てられるよ

バセドウ病と妊娠・出産・授乳

胎児バセドウ病

胎児バセドウ病とは赤ちゃんがお母さんのお腹の中で過剰な甲状腺ホルモンにさらされた状態のことで、流産・死産の危険性が高まります。その要因はふたつあります。

ひとつめは、バセドウ病と気づかず、あるいは治療効果が得られていないときに妊娠した場合で、母体の多量の甲状腺ホルモンが胎盤を通して胎児に移行するために起きます。これは妊娠の全過程で起きる可能性があります。

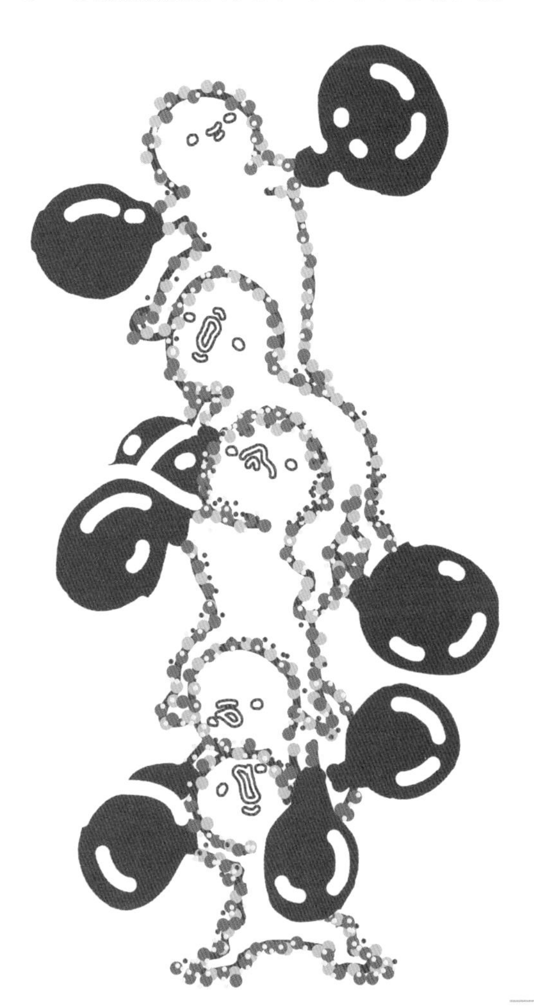

ふたつめは、治療をしてお母さんの甲状腺機能が正常になっても、抗体のTRAbの値が高いと、胎盤を通して移行したこの抗体が胎児の甲状腺を刺激してバセドウ病と同じ状態になることです。胎児の甲状腺が働き始める妊娠20週以降に起きます。

胎児の血液検査をすることは困難なので、胎児の心拍数、甲状腺腫、骨の成長の程度などから甲状腺ホルモン値を推測しますが、それには産科医の高度な技術が要求され、治療も難渋します。したがってバセドウ病というひとつの病気であっても、母体の治療が奏功しているか否かで胎児への影響は大きく異なります。

新生児バセドウ病

バセドウ病の原因とされているTRAbの値が高いと、この抗体が母体から胎児に移行します。胎児は、本当のバセドウ病ではなくても、この抗体のためにバセドウ病と同じように甲状腺機能亢進症になります。しかし、母体が服用している抗甲状腺薬も胎児に移行し効果を発揮するため、胎児の甲状腺機能亢進症を治療してくれます。

ただし、胎児の甲状腺ホルモン値は母体の検査値で代用します。胎児の甲状腺が完成する妊娠20週くらいまでは母体の甲状腺機能に焦点を当て、それ以降は胎児の甲状腺を中心に考えます。胎児の甲状腺ホルモン値は母体より少し高いので、母体の甲状腺ホルモン値が基準値の上限に近い状態になるよう薬の量を調整します。

新生児は母体からTRAbと抗甲状腺薬の両方をもらった状態で生まれます。ところがTRAbが消失する前に薬の効果がなくなってしまうので、一時的にバセドウ病と同じ状態になります。「新生児バセドウ病」といい、抗体が消失する3カ月くらいまでは、短期間、薬を服用することもあります。

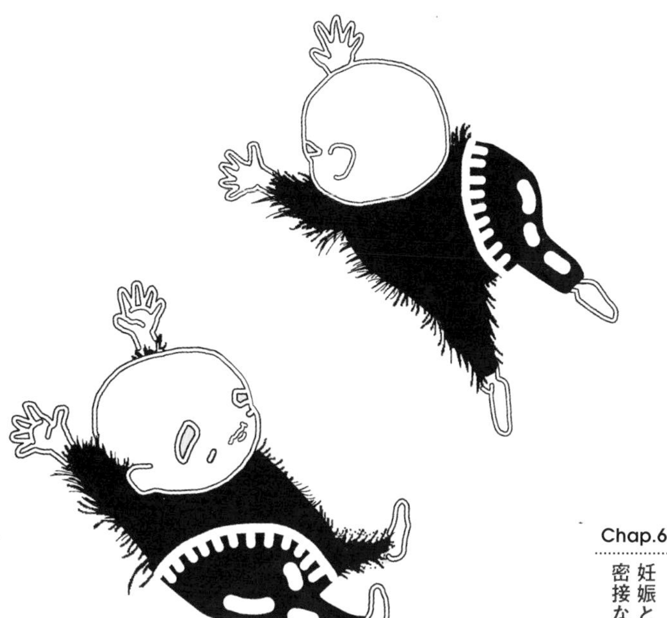

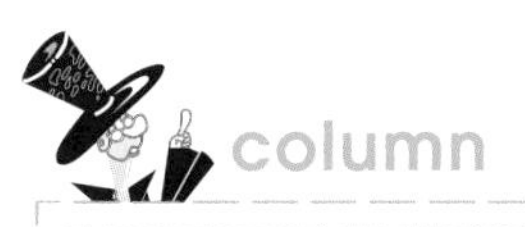

▶妊娠の後半に起こる免疫の寛容

妊娠は、卵子と精子が結合することから始まります。胎児の半分の遺伝子は母親の由来ですが、半分は父親で、生物学的には父親の遺伝子は母親にとってみれば他人のものです。本来の免疫機構が働いて、他人のものを排除しようとすると流産につながりかねませんが、妊娠の後半になると免疫機構が手加減をしてくれ、流産を防止します。

妊娠にとって有利なように働くこの機構を「免疫の寛容」といいます。このお陰で、妊娠後半には甲状腺に対する自己免疫も弱まり、バセドウ病の勢いは衰え、抗甲状腺薬を減量もしくは中止できます。しかし出産後、バセドウ病の勢いは元に戻ってしまいます。

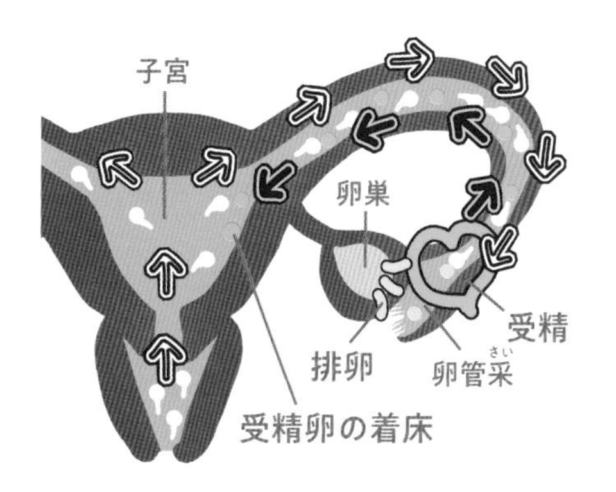

Medical File 32

橋本病と妊娠・出産・授乳

血液検査の結果をチェック。橋本病の人が妊娠するための条件とは?

橋本病の抗体があるから妊娠できない、妊娠しづらいとはいえません。重要なのは、甲状腺ホルモンの値です。甲状腺機能低下症（潜在性も含む）だけでなく、甲状腺ホルモン値が正常範囲であっても甲状腺刺激ホルモン（TSH）が正常範囲内高値、すなわち甲状腺機能が正常範囲内の低めであると、妊娠には不向きです。

さらに妊娠初期には、胎児は甲状腺ホルモンをつくれず母体からもらっているため、甲状腺ホルモンの必要量が増えます。本来ヒトの体には予備力があり、多少必要量が増えても対応してくれます。

橋本病になると、その予備力が十分でないことがありますが、しっかり甲状腺ホルモンを確保しておけばよいわけです。すでに橋本病であるとわかっている場合は、必要であれば甲状腺ホルモン薬を早めに服用し、妊娠が判明した時点で甲状腺ホルモン薬を30～50%増量します。妊娠したらなるべく早く検査をして適量を決めることが大切ですが、どうしても検査ができないときは暫定的な方法として、「1週間のうち2日倍量服用」とすることがあります。これは、1週間の量で見ると約30%の増量です。

妊娠初期は必要量が増えて、甲状腺ホルモン値がさらに低下したり、妊娠性一過性甲状腺機能亢進症（P.30）を合併して高くなることがあるため、1カ月ごとに血液検査を行います。妊娠後半になると変動が少なくなるので、妊娠30週前後に一度検査をして、良好であれば次の検査は産後2カ月まで間隔があきます。

橋本病であっても、甲状腺ホルモンを適切な値にコントロールすることができれば、妊娠は可能です。

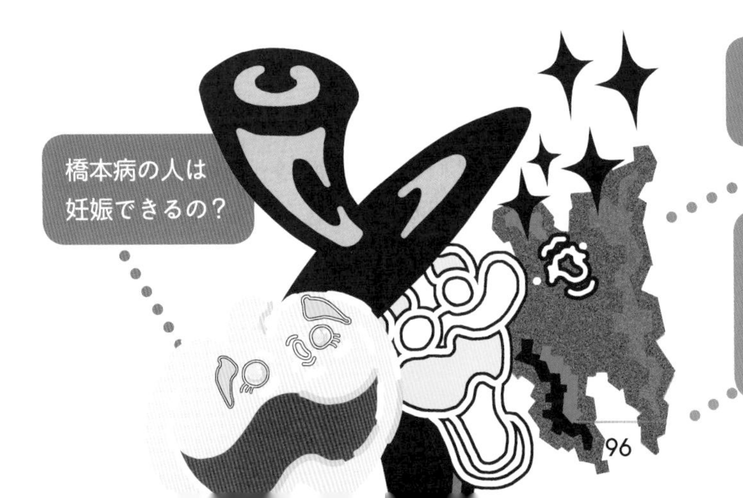

橋本病の人は妊娠できるの?

橋本病も血液検査の結果がよくなれば、妊娠可能ですって!

そのとおり。
そして、血液中の甲状腺ホルモン値を少し高めにすることが、不妊治療にもなるのだよ

不妊治療のコントロール

甲状腺ホルモン薬を服用して甲状腺ホルモンが潤った状態になっているかどうかは、わずかな甲状腺ホルモンの変化を敏感に反映するTSHで評価します。すなわち、甲状腺ホルモン値（FT_3、FT_4）は正常範囲でも、TSHを一定基準以下に下げておけるようにコントロールします。

しかし日本ではずっとTSHの正常値が統一されていなかったので、アメリカ甲状腺学会の基準を参考にしてきました。ただし、日本とアメリカではヨード（P.104）摂取量などの食生活が異なることから同じTSHの数値が当てはまるかどうかは不明のため、アメリカの基準を採用するか独自の基準を設けるか、個々の施設に委ねられてきました。

2021年に日本独自のTSHの正常値が設定され、今後、不妊治療のコントロールにおけるTSHの基準値も決定される予定です。

アメリカ甲状腺学会ガイドライン（2011）等が提案したTSHの数値

妊娠前～第1三半期（～妊娠13週）	0.1 < TSH < 2.5mIU/L
第2三半期（～妊娠26週）	0.2 < TSH < 3.0mIU/L
第3三半期（妊娠27週～）	0.3 < TSH < 3.0mIU/L

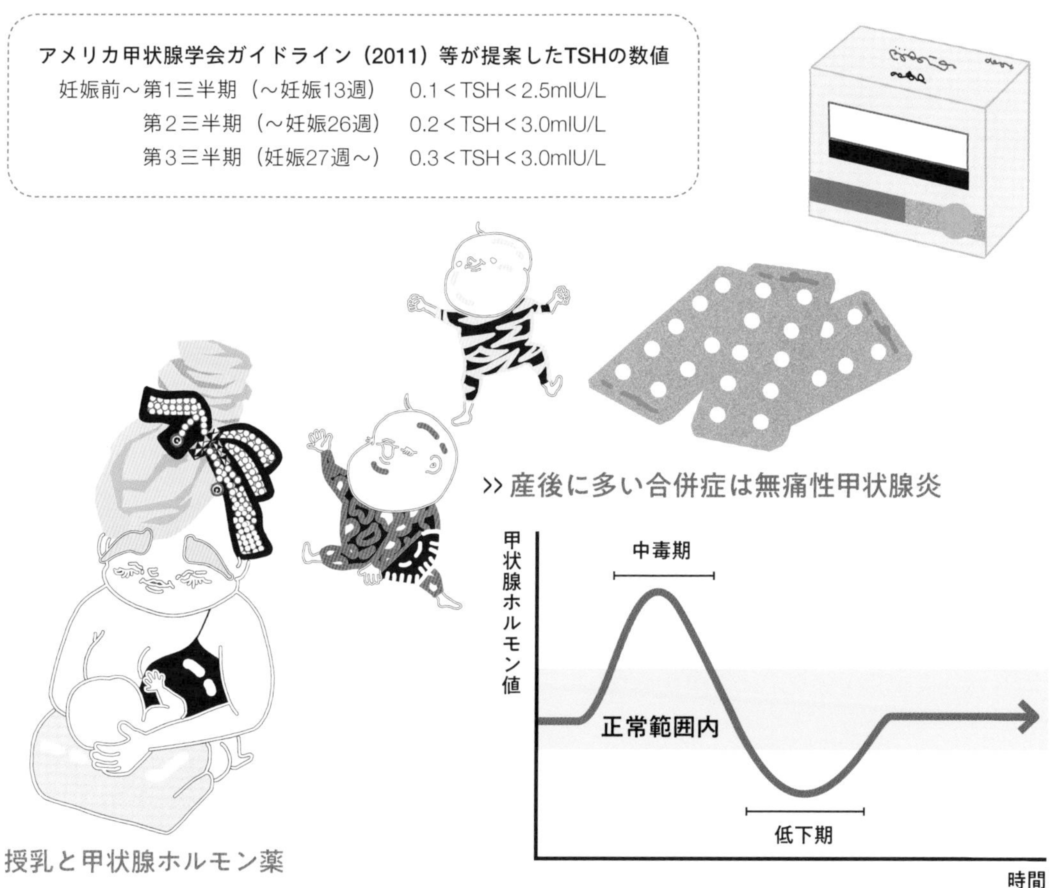

›› 産後に多い合併症は無痛性甲状腺炎

無痛性甲状腺炎の甲状腺ホルモン値の変化

甲状腺ホルモンが一時的に上昇する無痛性甲状腺炎（P.68）は、橋本病に合併しやすく、かつ、産後に多いので注意が必要です

授乳と甲状腺ホルモン薬

甲状腺ホルモン薬は、もともと体に流れているホルモンと同一のものなので、授乳に影響しません

Medical File 33

不妊治療としての甲状腺ホルモン薬

甲状腺ホルモン薬が不妊治療になる。その理由はふたつ

妊娠を希望している人にとって、低下した甲状腺ホルモン値を正常にすることは不可欠ですが、さらに、甲状腺ホルモンを少し多めにすることが妊娠に有利に働きます。その理由は下記のようにふたつ。このため、甲状腺ホルモン薬が不妊治療の目的で役に立ちます。

1. 甲状腺ホルモンは人間の活力の元

全身の臓器にとって、甲状腺ホルモンは活力の元です。妊娠に至る過程には、卵巣からの排卵、卵管采（卵管の外側端で漏斗状の部分）での受精、卵管内の移動、子宮へ着床という諸段階があります（P.95）。甲状腺ホルモンはその全過程を活性化するので、甲状腺ホルモンを潤った状態にしておくことはよいことです。

2. 乳腺刺激ホルモンと甲状腺ホルモン

ヒトが妊娠するときの体の仕組みは、甲状腺ホルモン値の高低と密接な関係があります。

赤ちゃんを母乳で育てている時期に次の妊娠をすると、母乳が止まってしまいます。今でこそ人工ミルクがありますが、原始時代や動物の世界では母乳の停止は乳飲み子の死を意味します。

しかし、ヒトの体はうまくできていて、出産後、赤ちゃんがおっぱいを吸って母乳をつくる乳腺刺激ホルモン（P.24）が高くなると、妊娠しづらくなります。

甲状腺機能低下症では、この仕組みによる事象が起こります。甲状腺ホルモンが減少したときに値が上昇する甲状腺刺激ホルモン放出ホルモン（TRH）が、TSHを増加させるだけではなく乳腺刺激ホルモンも増加させる働きをするため、妊娠しづらくなるのです。甲状腺ホルモン薬を服用することで甲状腺ホルモン値を高めにし、TRHを下げて乳腺刺激ホルモンを抑制しておくことが不妊治療になるというわけです。

ただし、TRHは視床下部で分泌され、下垂体門脈という短い経路を通って下垂体に作用するので、腕から採血した血液で正確な値を測定することはできません。そこで、TRHの代わりにTSHを測定して代用します。

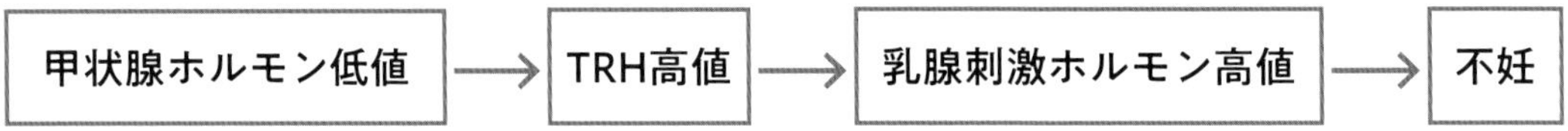

甲状腺ホルモン低値 → TRH高値 → 乳腺刺激ホルモン高値 → 不妊

不妊治療としての甲状腺ホルモン薬を勧めたい人とは？

妊娠を希望している人の中には、いろいろな考え方があるので、下の表の3つのグループ（A、B、C）に分けてみます。

もしもこの人たちが甲状腺ホルモン薬を服用したほうがよい状態にあれば、Aグループには服用をぜひ勧めます。Bグループの場合は薬の副作用（心臓などに持病がなければ、ほとんど問題なし）、医療費、費やす時間などを考慮して、不妊治療としての甲状腺ホルモン薬服用を始めるか考えます。Cグループには積極的には勧めません。

しかし、妊娠中に甲状腺ホルモンが不足している場合には、妊娠を維持するためにA、B、C全員に甲状腺機能低下症の治療として甲状腺ホルモン薬を勧めます。

>> 妊娠のために甲状腺ホルモン薬を服用したほうがよい状態にある人に対してのアプローチ

		不妊治療としての甲状腺ホルモン薬の服用（妊娠しやすくするため）	妊娠してからの甲状腺ホルモン薬の服用（妊娠維持のため）
A	現在、不妊外来で不妊治療をしている人	勧める	勧める
B	今はしていないが、将来必要なら不妊治療を始める人	検討する（薬の副作用、医療費、費やす時間などを考慮して）	勧める
C	不妊治療といった人工の手段を借りての妊娠は希望しない人	積極的には勧めない	勧める

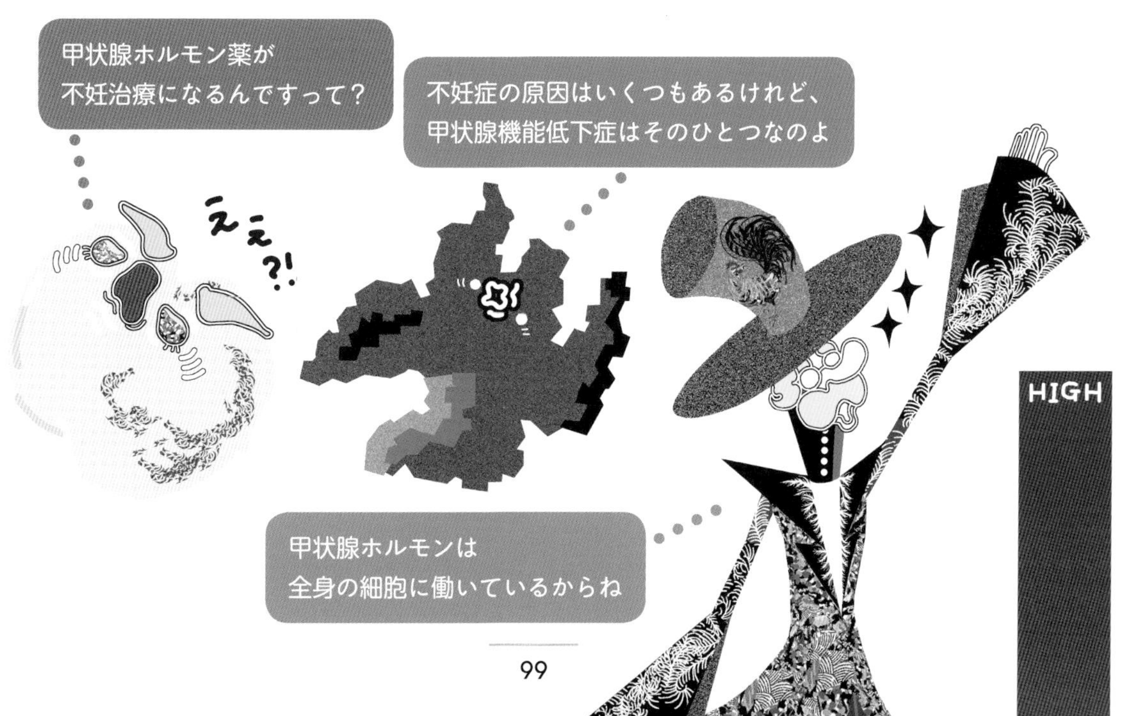

甲状腺ホルモン薬が
不妊治療になるんですって？
ええ?!
不妊症の原因はいくつもあるけれど、
甲状腺機能低下症はそのひとつなのよ
甲状腺ホルモンは
全身の細胞に働いているからね
HIGH

Chapter 7

症状改善や予防のために日々、気をつけたいこと

バセドウ病も橋本病も
自己免疫疾患なので
完治することはないけれど、
正しい治療ができれば
普段の生活は普通にできるのね

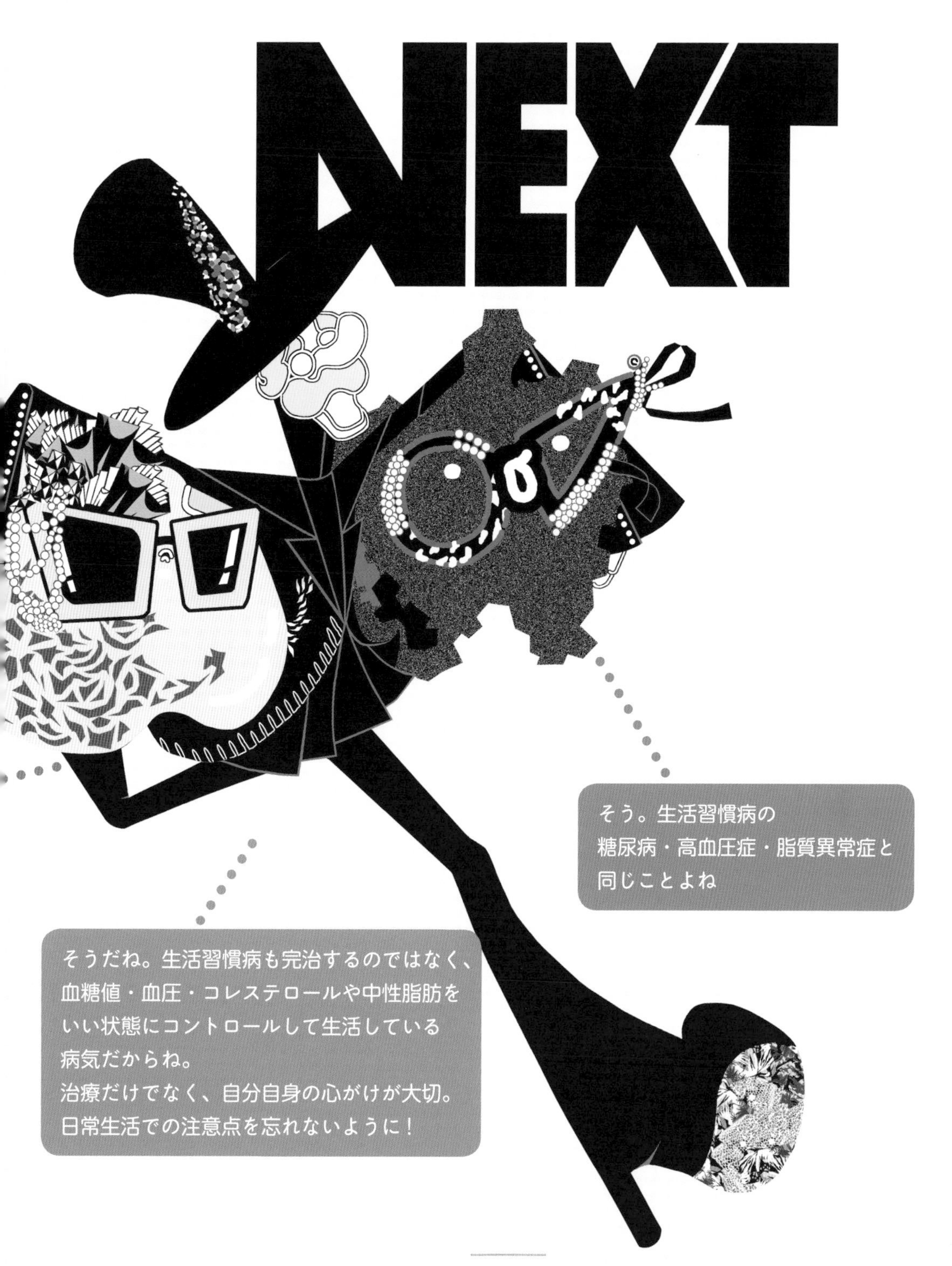
NEXT
そう。生活習慣病の
糖尿病・高血圧症・脂質異常症と
同じことよね
そうだね。生活習慣病も完治するのではなく、
血糖値・血圧・コレステロールや中性脂肪を
いい状態にコントロールして生活している
病気だからね。
治療だけでなく、自分自身の心がけが大切。
日常生活での注意点を忘れないように！

Medical File 34

日常生活をチェック!

生活習慣病と同じように毎日の暮らしを見直して!

自己免疫疾患は、一度発症したら完治はしません。ですが、発症を遅らせたり、治療の効果を促進するために、自分の生活を見直し、改善の努力をすることは重要です。

タバコの有害性

タバコに含まれている有害物質は多数あり、いまだにすべてがわかってはいません。害があるかないかがわかっていないのでは決してなく、解明されている以上の害が何であるかがわかっていないだけなので、加熱式タバコ、電子タバコも紙巻きタバコにない有害物質が含まれている可能性があります。

タバコには甲状腺ホルモン値を上げる・下げる両方の有害性があります。

バセドウ病においては、タバコによる害は抗甲状腺薬の効果が十分得られないことだけではなく、バセドウ病眼症（P.66）の発生や悪化の原因となります。バセドウ病眼症で手術が必要な重症例のほとんどが、ヘビースモーカーです。

さらに、喫煙者が吸う主流煙だけでなく、喫煙者が吐き出した呼出煙、自然燃焼時にタバコの先端から発生する副流煙は周囲の人たちに悪影響を及ぼします。子どもたち、タバコを吸わない人たちの健康を脅かす社会問題といえるでしょう。

TSHの日内変動、年内変動

甲状腺刺激ホルモン（TSH）は、昼間は低く、夕方から上昇し始めて入眠時に高くなります。その変動はわずかで症状として感じることはありませんが、毎日のことなので、このリズムをくずさないに越したことはありません。昼間は勉強や仕事に一生懸命な時間を過ごして、夕方過ぎれば心身ともに穏やかになり、夜ぐっすりと入眠することは、いろいろな面で体によい影響を及ぼすでしょう。

また、TSHは冬に高くなるという年内変動もあります。「寒くなると体温維持の目的で甲状腺ホルモンを上昇させるためTSHが高くなる」とか、「冬には鍋料理やおでんが好まれ昆布をよく使うことからヨード（P.104）摂取が多くなり、TSHが上昇するのではないか」と推測されていますが、確証はありません。

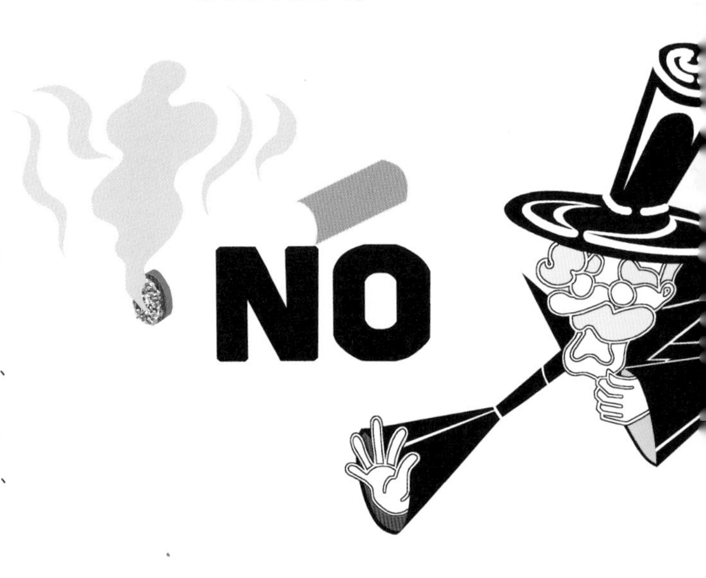

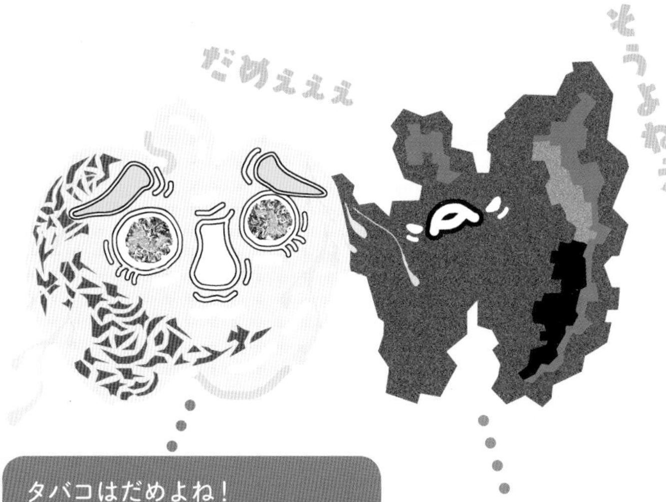

タバコはだめよね！
肺がんなどの危険因子だけれど、
甲状腺にもよくないのでしょ？

喫煙者だけでなく、
周囲にいる人にも害を及ぼす
社会全体の問題だからね！

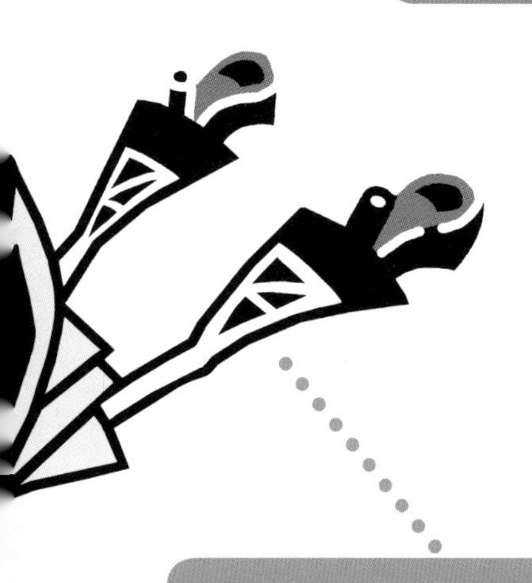

タバコ以外にも気をつけたいことは、
睡眠のリズムやストレスの回避、
運動の仕方や食事など。
自分でうまくコントロールできるといいね

ストレスと甲状腺ホルモン

過度なストレスがかかると、体を守るために甲状腺ホルモンが減少します。これは甲状腺の働きが低下したのではなく、むしろ積極的に働いて甲状腺ホルモンを下げているのです。

甲状腺ホルモンは「活力の元」。体を元気にしてくれます。甲状腺から分泌される甲状腺ホルモンのおよそ3/4がT_4、1/4がT_3です。心臓、肝臓などの臓器では、T_4が作用の強い（活性の高い）T_3に変換され、効力を発揮します（P.23）。

ところが、ストレスなどで臓器に元気がなくなったときに今までどおり活性の高いT_3が作用すると、その臓器は疲れ切ってしまうので、T_4は作用を持たない非活性型T_3（リバースT_3）に変換されます。活性のある本来のT_3量を減らしてブレーキをかけているのです。その結果、活性のあるT_3が低下するものの、甲状腺自体の異常ではないので、T_4、TSH は正常範囲という状態になり、これを「低T_3症候群」と呼びます。さらに進行すると、T_4も低下して、「低T_3・T_4症候群」に陥ります。

両者は程度の違いであって同一の病態なので、合わせて「非甲状腺疾患」（甲状腺疾患に非（あら）ず）です。

「非甲状腺疾患」はストレス以外にも、拒食症や極端なダイエットによる飢餓状態、腎不全、老衰、がんの末期（P.29）、肝不全、手術や大きな外傷などでも起こります。

現代社会でストレスのない人はいないでしょうが、甲状腺ホルモン値が低下するほどのストレスをためないような心がけが大切です。

Medical File 35

ヨードと甲状腺ホルモンの複雑な関係

ヨード不足だけでなく摂取過多にも気をつけよう！

食事が甲状腺に影響するのね。ヨードという栄養素の量が重要なんでしょ？

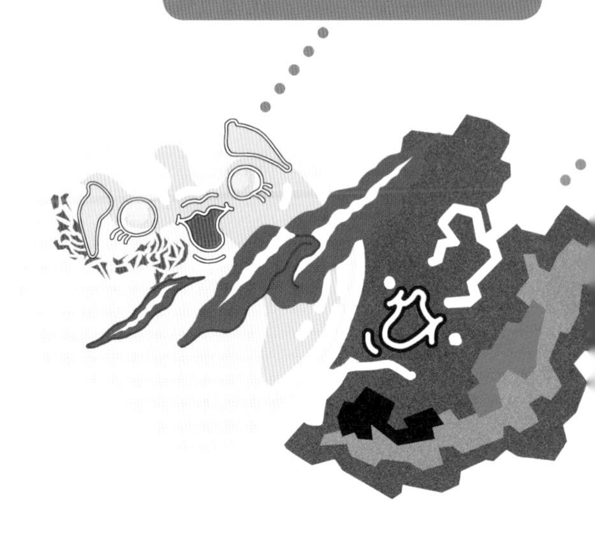

ヨードは甲状腺ホルモンの材料となる必要不可欠なミネラルです。しかし、ヨードを摂りすぎた場合、甲状腺ホルモンが過剰にならないように濾胞（ろほう）細胞内へのヨードの取り込みが抑えられ、甲状腺機能低下症になります（ウォルフ-チャイコフ効果）。ただし、健康な人は2日ほどでこの効果が解除され、元に戻ります（エスケープ現象）。ところが、橋本病などの甲状腺に異常がある人はエスケープ現象が起こらず、甲状腺機能低下症のままになってしまいます。

バセドウ病ではエスケープ現象が起こらないことを利用し、大量のヨードを服用して甲状腺機能を下げる治療もあります。

>> 食材別ヨードの含有量

食材名	1食のおおよその摂取量	1食に含まれるヨードの量	100gに含まれるヨードの量
昆布（乾燥）	1.5g（2cm角）	3000μg	200000μg
昆布（佃煮）	5g	550μg★	11000μg
焼きのり	2g（1/8タイプ5枚）	42μg	2100μg
わかめ（生）	10g	160μg	1600μg
まだら（生）	100g（1切れ）	350μg	350μg
鶏卵	50g（1個）	16.5μg	33μg
牛乳	200g（1パック）	32μg	16μg

● 100gに含まれるヨードの量は、「八訂 食品成分表2022」（女子栄養大学出版部）による。★の場合は、汁に流れ出ている分、含有量は減っている。日本人の１日のヨード推奨量は、成人で130μg(妊婦は＋110μg、授乳婦は＋140μg)、耐用上限量は3000μg（妊婦および授乳婦は2000μg）とされている

ヨードは海藻類、特に昆布に
多く含まれているのよね？
日本は海に囲まれ、ヨードの豊富な
海産物をよく食べる習慣があるため、
ヨード不足になることはないけれど、
逆に過剰にならないようにする
注意が必要なんだよ

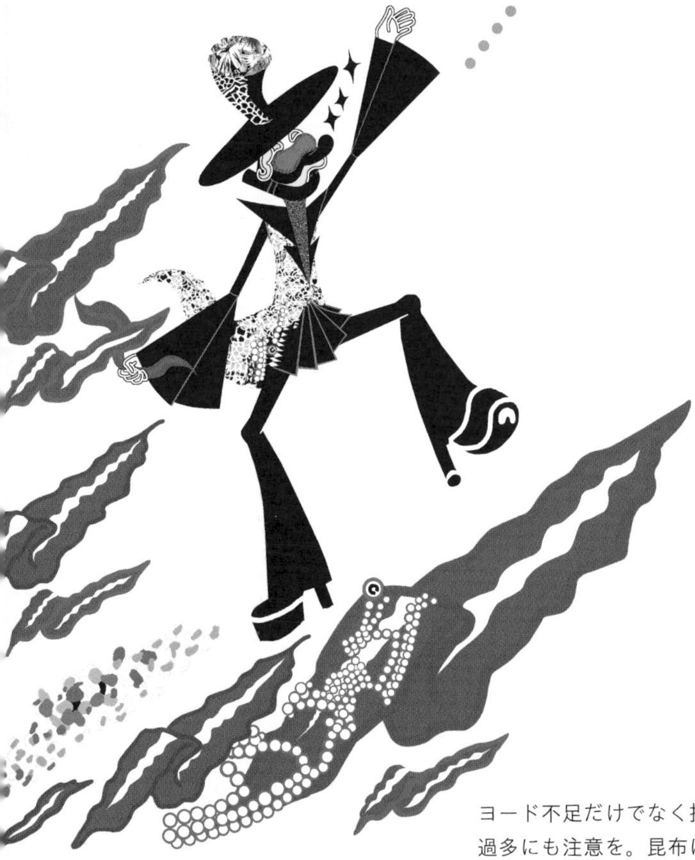

日本人に適したヨード摂取量は？

日本人の1日の推奨量は130μgです。乾燥昆布2.5cm角で、およそ1カ月分の推奨量が賄えます。世界全体を見るとヨード過剰な日本はむしろ特別で、ヨード不足の栄養失調で亡くなる子どもがいたり、食卓塩に不足しているヨードを添加している国もあります。

日本人の体は過剰気味の摂取に慣れた受け入れ態勢ができており、1日の耐用上限量は3000μgでこの量が連日続かなければ過剰摂取になりません。しかし、ヨードが欠乏している地域から来日した人には、日本人にとっては普通の食事であっても、ヨードを過剰に摂取することになります。世界で共通したガイドラインはなく、日本では独自の甲状腺診療ガイドラインを作成しています。

›› 1日のヨード推奨量と耐用上限量

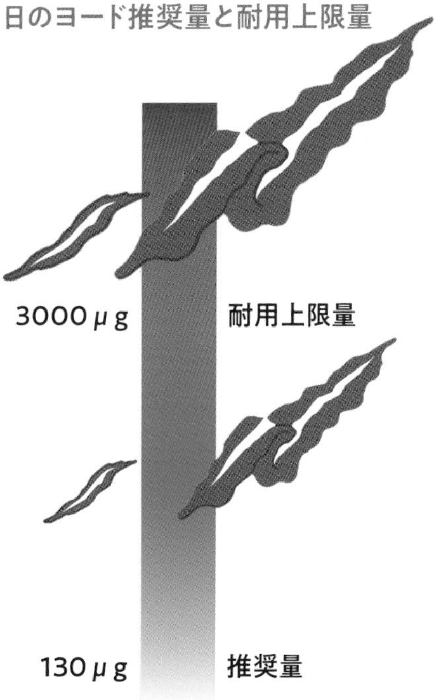

ヨード不足だけでなく摂取過多にも注意を。昆布はヨード含有量が桁違いに多いので、特に用心して！

Medical File 36

運動の必要性

運動も大事よね？
でも、すぐ疲れるの

筋肉を鍛えるというよりは、
体の歪みを整えたりして、
体内の巡りをよくする
運動がいいんだよ

自分と相性のよい 巡りをよくする運動を身につける

体を健康に保つためには、適度な運動で血流をよくし、リンパ液の流れや神経の伝達を正常に整える必要があります。甲状腺機能が高いバセドウ病や症状のある橋本病の場合は激しい運動を控え、自分に合う方法を探しましょう。呼吸を整え、体の歪みを調整する簡単体操やヨガから、日々、コツコツと続けられる運動例をご紹介します。

簡単体操

だるまさんゴロゴロ

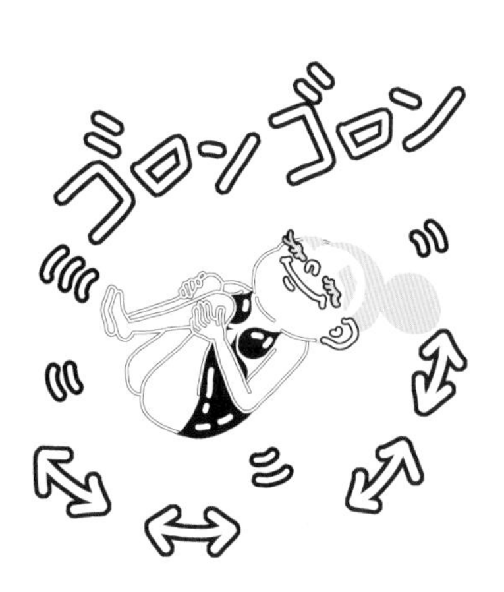

ゆったりとゴロンゴロンするだけですが、背骨、骨盤の緊張を緩ませ、正しい位置に保つことにつながります。全身の血流もよくなり、気持ちもリラックス！　体が歪んで、凝り固まっている人も、体を動かしやすくなります。

- 両膝を両手で（またはタオルで）抱えて体を丸め、だるまさんのように前後にゴロンゴロンゆったり転がる。気持ちいいな～と思えるくらいの回数を！

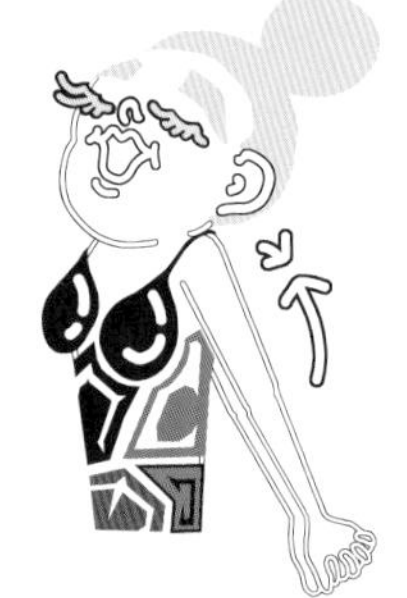

肩甲骨ほぐし

肩甲骨まわりの筋肉ほぐしは、肩こりや首こり解消にも効果的。

- 肩回しは急ぎすぎず、ゆったりとした呼吸を意識して。
- 両手を組んで、大きな風船を抱えるようにして、肩甲骨を開く。
- 背中側で両手を組んで、肩甲骨を寄せる。

体側伸ばし

体側を伸ばすことは、呼吸をするときに使われる筋肉をほぐすのに効果的。リンパの流れもよくなるので、二の腕をスッキリとさせたいときにも。

- バンザイをして、右手で左肘をつかみ、上体を右に倒す。反対側も同様に行う。

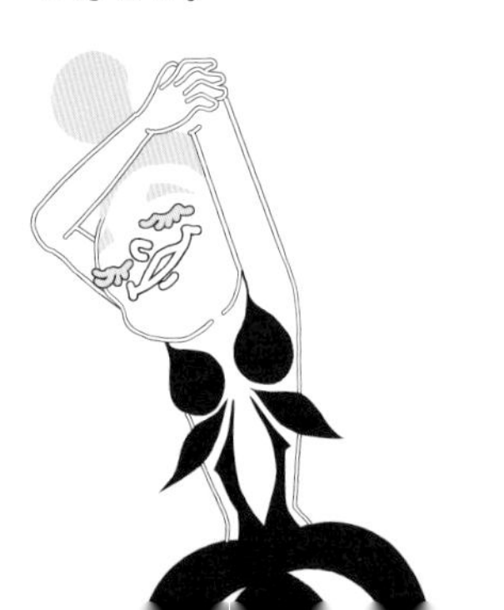

ヨガ

手足ブラブラ

何もしたくない日は、これだけでもOK！ 心臓より高い位置で手足を振ることで血行が促進され、末端に滞った老廃物が流れるので、巡りの悪い人向き。「簡単だけど万能!」のこのポーズは、起床後・就寝前にもおすすめです。

1.あおむけの姿勢から、両手両足を天井に向かって上げる。
2.ブラブラ～っと細かく揺らす。1分間ほど。

〈主に期待できる効果〉
疲れ・冷え・むくみの解消

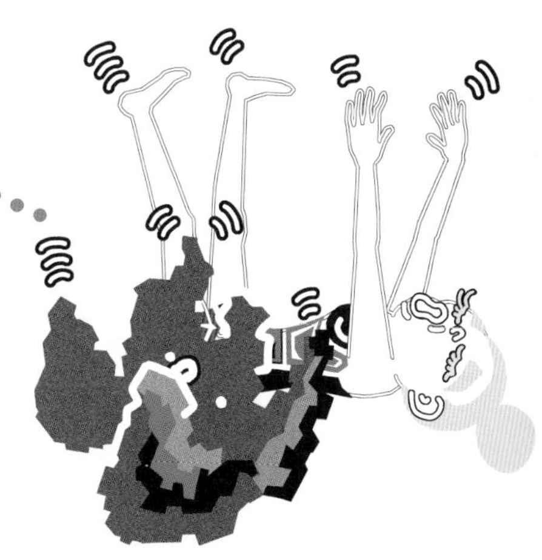

簡単な運動から
やってみようかしら

ワニのポーズ

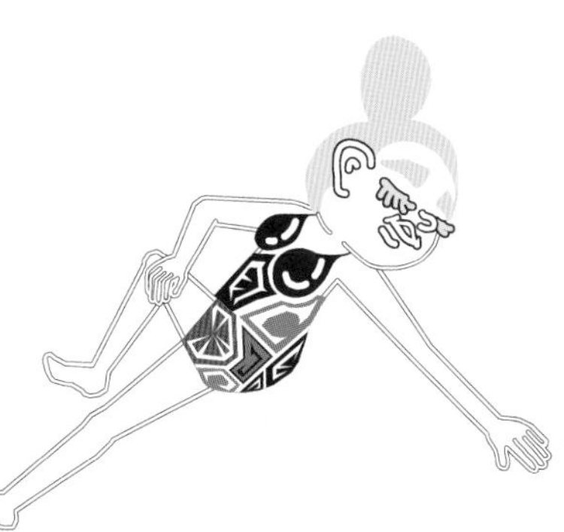

冷えなどで縮こまった体を気持ちよく伸ばし、内臓機能をアップしましょう！ 寝転がった状態でできるので、就寝前や朝のベッドの中でもOK。体がだる～いというときも、やってみてくださいね。

1.両脚を伸ばしてあおむけに寝転がり、左膝を立てて、左手を横に広げる。
2.右手を左膝に添え、息を吐きながら左膝を右側へ倒し、余裕があれば視線を左方向へ向ける。肩は床から離さないように意識する。ゆっくり5呼吸ほどキープ。
3.反対側も同様に行う。

〈主に期待できる効果〉
便秘の解消、内臓の冷えの解消、骨盤の歪み調整

魚のポーズ

首にある甲状腺が適度に刺激され、新陳代謝の促進にも貢献。胸や背中の筋肉がほぐれ、呼吸も安定しやすくなるので、睡眠の質の向上にも役立ちます。

1.あおむけから、両手のひらを床に向け、腕ごと体の下にしまい込む。
2.両肘で床を押して胸を持ち上げ、頭（頭頂部）を床につける。ゆったり5呼吸ほどキープしてみよう。

〈主に期待できる効果〉
呼吸安定による睡眠の質の改善、バストアップ効果、姿勢矯正、新陳代謝を促進、免疫力アップ

〈ADVICE〉
- 体が硬い人や初めて行う人は、首への負担を避けるために、無理に背中を反らそうとせず、できる範囲から。まずは胸を引き上げるイメージで。
- ポーズを解くときは、慌てず逆順に、ゆっくりとあおむけに戻ろう。

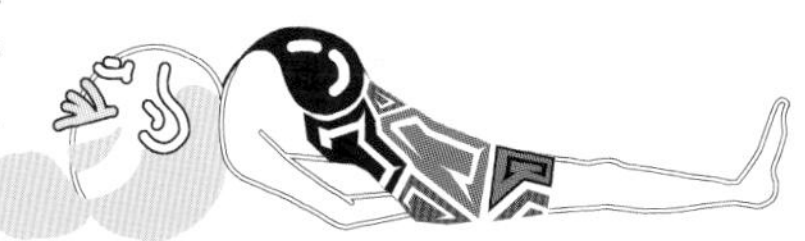

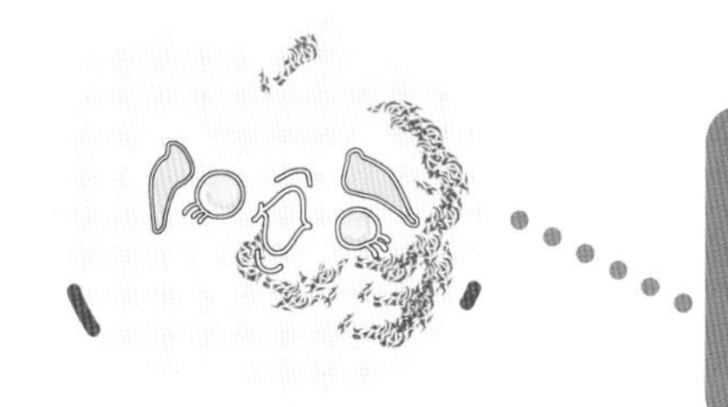

甲状腺のことが、
よくわかってもらえたかしら？
念のために、わかりにくい言葉の
説明をしておくわ

用語の解説

1型糖尿病：膵臓にあるインスリンを分泌するβ細胞が破壊され、インスリンが絶対的に不足して高血糖になる疾患。➡ P.58

エリスロポエチン：組織が低酸素になると腎臓でつくられ、造血細胞に働いて赤血球産生を促す。➡ P.64

潰瘍性大腸炎：大腸の粘膜に炎症が起き、腹痛・下痢・血便などの症状が現れる。原因不明だが免疫異常とされている。➡ P.58

下垂体門脈：門脈とは毛細血管と毛細血管をつなぐ血管。下垂体門脈は視床下部の毛細血管と下垂体の毛細血管をつなぐ血管で、視床下部で分泌されたTRHを下垂体に運ぶ。➡ P.98

筋の仮性肥大：筋肉が肥大したように見えても筋組織によるものではなく、グルコサミンなどが沈着した筋肥大。➡ P.43

膠原病：ひとつの病気ではなく、組織間にある膠原繊維などからなる結合組織や血管に炎症を起こす病変の総称。➡ P.58

骨端線：骨の成長は全体が大きくなるのではなく新しい骨がつくられる場所があり、それが骨端線。レントゲン検査、超音波検査で同定する。骨端線が閉鎖すると成長が止まる。➡ P.93

鎖骨下動脈：左右の鎖骨の下にあり、上肢、頭部に血液を供給している血管。左右非対称で、右鎖骨下動脈は腕頭動脈、左鎖骨下動脈は大動脈弓から分枝している。➡ P.85

心拍／脈拍：心臓の拍動（心拍）が血液を送り出し、血圧が生じる。例えば手首の動脈（橈骨動脈）を触って圧として触知するのが脈拍。健康な人の心拍と脈拍は一致する。心拍➡P.36 46 47 94 脈拍➡ P.51

腸閉塞：小腸・大腸の内容物が詰まり、肛門側に移動できなくなる病気。重症例は手術を必要とし、生死に関わる。➡ P.35

乳腺刺激ホルモン：下垂体から分泌されるホルモンのひとつでプロラクチンともいう。妊娠初期から増加し、分娩直後、ピークに達して乳汁分泌が始まる。➡ P.24 98

妊娠高血圧症候群：妊娠20週以降、分娩12週までの間に高血圧症になり、タンパク尿などの全身の臓器障害を伴う。➡ P.30 92

非活性型T_3（リバースT_3）：T_4にある4個のヨードのひとつがはずれてT_3になる。ヨードのはずれる部位が異なったものがリバースT_3で、分子式はT_3と同じでもホルモン作用はない。➡ P.103

体調が気になるときは、考えすぎて心配するより
きちんと検査を受けて、
必要があれば適切な治療をすることが大切ね

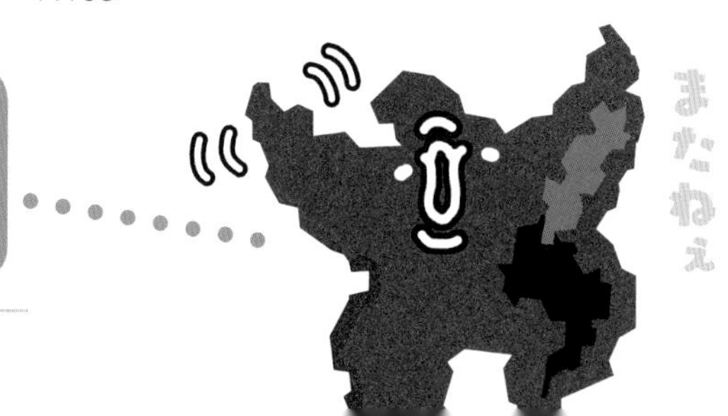

最後まで読んでくれてありがとう！
ストレス、寝不足、栄養の偏りも
よくないので、特別なことではなく、
日頃から健康的な生活を送ることが
いちばんだね

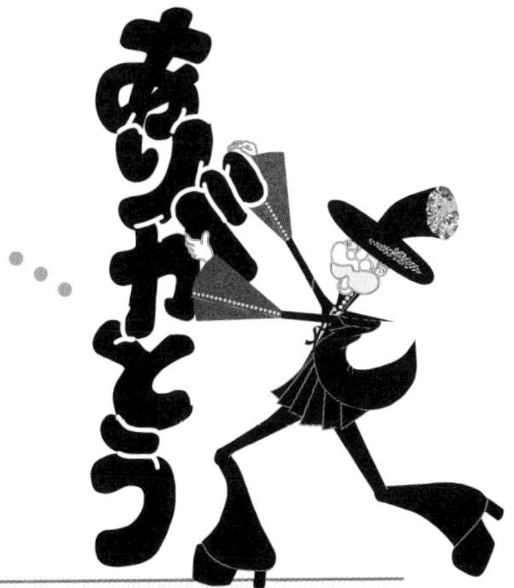

英字略語の解説

LDL	low density lipoprotein	低比重リポタンパク質 ➡ P.36 43 51 65
MPO-ANCA	myeloperoxidase-anti-neutrophil cytoplasmic antibody	抗好中球細胞質ミエロペルオキシダーゼ抗体 ➡ P.78 79
T_3	triiodothyronine	トリヨードサイロニン ➡ P.18 19 20 22 23 62 63 103
T_4	thyroxine	サイロキシン ➡ P.18 19 20 22 23 62 63 103
Tg	thyroglobulin	サイログロブリン ➡ P.19 58
TgAb	thyroglobulin antibody	抗サイログロブリン抗体 ➡ P.45 58 59 62 63
TPO	thyroid peroxidase	甲状腺ペルオキシダーゼ ➡ P.19 58
TPOAb	thyroid peroxidase antibody	抗甲状腺ペルオキシダーゼ抗体 ➡ P.45 58 59 62 63
TRAb	thyroid stimulating hormone receptor antibody	抗甲状腺刺激ホルモン受容体抗体 ➡ P.45 58 59 62 63 66 94 95
TRH	thyrotropin releasing hormone	甲状腺刺激ホルモン放出ホルモン ➡ P.24 25 98
TSAb	thyroid stimulating antibody	甲状腺刺激抗体 ➡ P.62 63
TSH	thyroid stimulating hormone	甲状腺刺激ホルモン ➡ P.24 25 45 48 56 57 58 62 66 98

甲状腺は私たちの体の一部。
甲状腺のことをよく知ることが、
私たちの元気を奪うトラブルの
診断・治療の第一歩です。
甲状腺博士ことDr.甲之介でした！

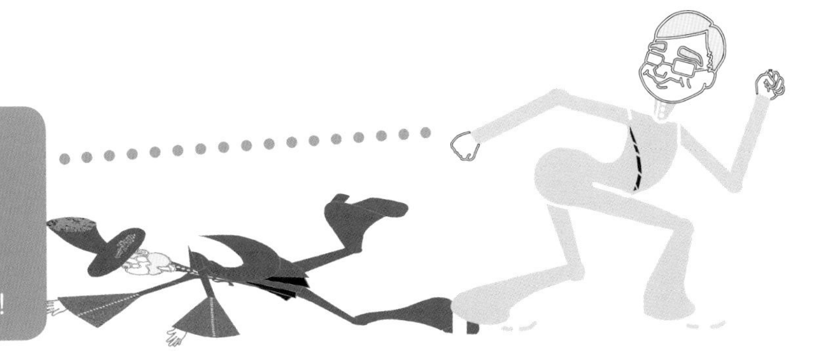

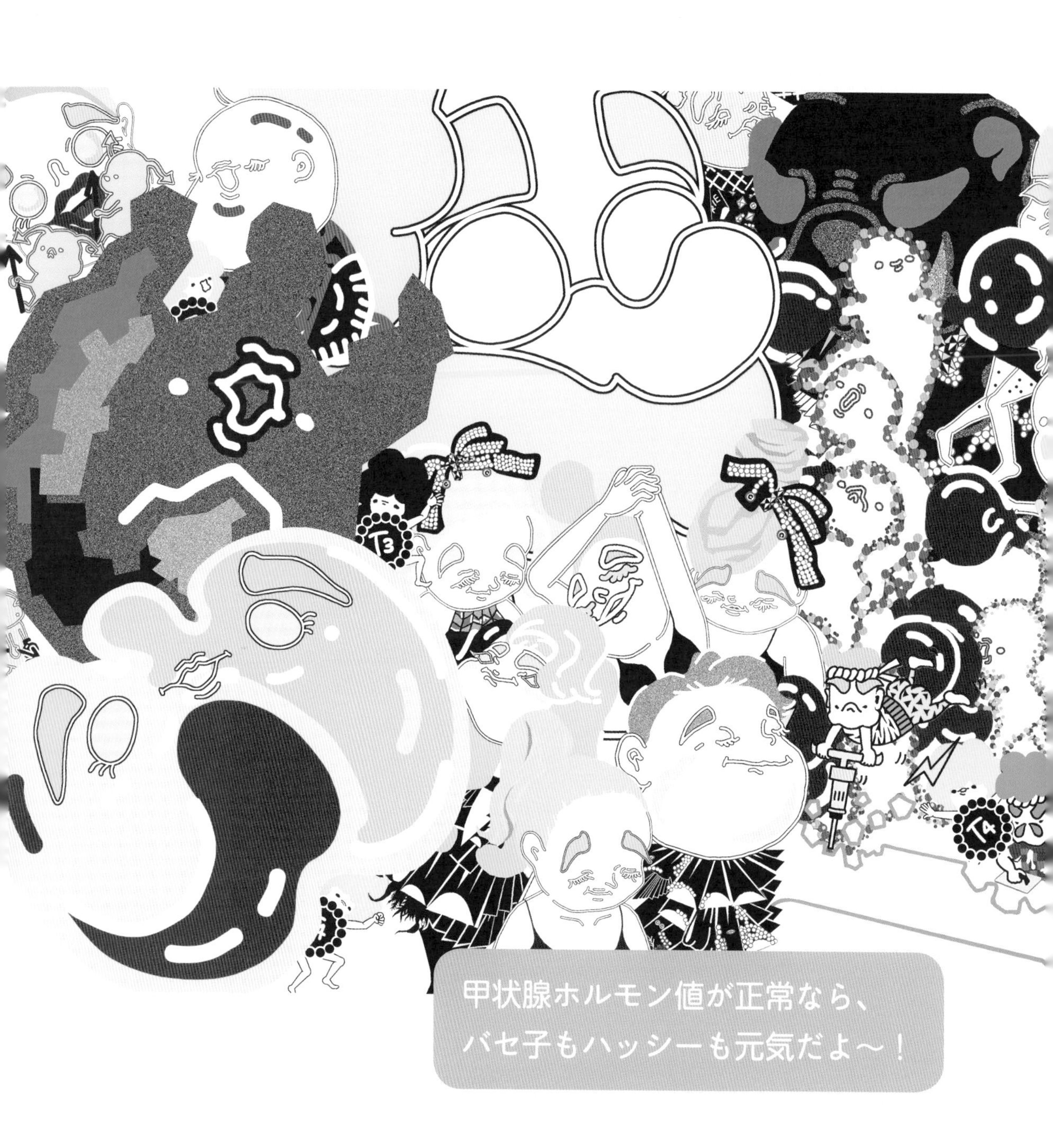
T3
T4
甲状腺ホルモン値が正常なら、
バセ子もハッシーも元気だよ～！

Dr.甲之介より

甲状腺がどこにあり、どのような働きをしているのか、おわかりいただけたでしょうか。また、甲状腺の代表的な疾患であるバセドウ病と橋本病の、症状・検査・治療などもご理解いただけたことと思います。両疾患とも確立した治療方法がありますが、その治療を受けるには的確な診断が先決で、その手助けになれば幸いです。

甲状腺は首にあり、腫大すれば甲状腺の異常として自覚したり、健康診断などで指摘されます。しかし、このふたつの病気の異常は甲状腺腫だけでなく甲状腺ホルモンの増加・減少であり、ホルモン異常による症状が発見・診断への有力な手がかりとなります。

この症状は頸部だけでなく全身に現れ、知らなければ甲状腺と結びつかないことが往々にしてあります。「更年期だから」「うつ症状かと思っていた」「認知症で治らない」などなど。そこで日頃から甲状腺のことを理解し、ひょっとしてこの症状は甲状腺異常によるものではないかと、疑えるようになることが大切です。

定期的に健康診断を受けることはもちろんですが、健康維持・増進を心がけ、趣味と兼ねることができれば、ヨガなどで体と心のケアをすることもよいことです。さらに甲状腺に気をつけていると、別の病気に気づくこともあります。特別な意識を持った健康管理をするのではなく、日常生活そのものを健康管理と考えてみてはどうでしょうか。好きなスポーツをする、通勤時に健康を意識して歩く、快適な睡眠が得られるよう充実した一日を過ごす。反対に、夜更かし、深酒、喫煙をしない。日頃からわかっていても実行できないことがあれば深刻に考えず、「まずは一度やってみよう」と一歩踏み出し、続けることができなければ「その方法は自分に合わないのだから違った方法を考えればいい」という余裕を持つことです。

私たちヒトの体は刻々と変化し、未来永劫続くわけではありません。それに気まぐれな考えが時に頭をよぎります。絶対これがいいというものはなく、今できることから始めてみてください。

本書は、「目で見てわかる甲状腺書籍・三部作」の完結編です。絵本スタイルの『ボクは甲状腺』、イラストで解説する『オンナたちの甲状腺』に続くもので、漫画タッチの『私たちも甲状腺』です。バセドウ病と橋本病の解説本ですが、関連する運動の解説とイラストを、ヨガインストラクターのMARIE氏に担当していただきました。

本書が甲状腺という臓器の理解を通して、皆さまのますますの健康増進に寄与できることを願っています。

2022年12月

Dr.甲之介
この本の著者、山内泰介。
甲状腺専門外来
「山内クリニック」の院長

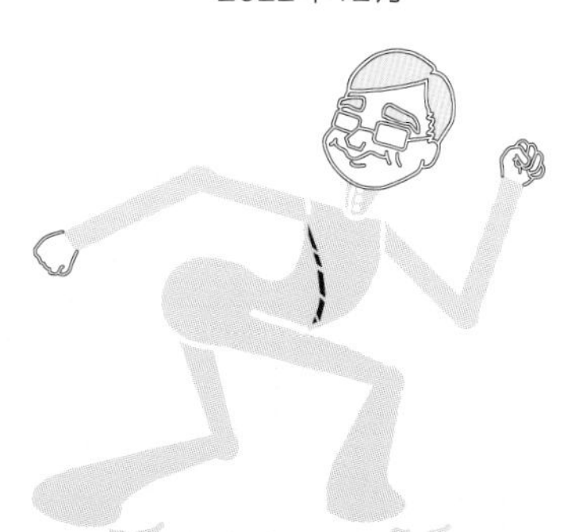

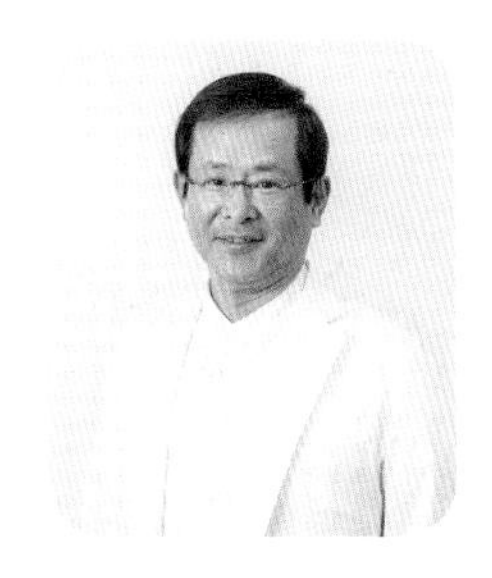

Profile

山内泰介

Taisuke Yamauchi

医療法人山内クリニック理事長。日本甲状腺学会認定専門医、日本外科学会外科専門医、内分泌外科専門医。愛媛大学医学部卒業。同大学院終了後、野口病院（大分県別府市）、東京女子医科大学内分泌外科、伊藤病院（東京都渋谷区）で内科・外科を問わず甲状腺の総合診療にあたる。1994年に山内クリニックを埼玉県川口市に開設、2012年には甲状腺診療の医療水準を上げるため、甲状腺専門クリニックとして埼玉県さいたま市（大宮）に移転し、埼玉医科大学総合医療センター（埼玉県川越市）内分泌・糖尿病内科客員准教授を兼任。「主治医が見つかる診療所」（テレビ東京系列）「ザ！ 世界仰天ニュース」（日本テレビ系列）などメディア出演多数。著書に『症例解説でよくわかる甲状腺の病気』『ボクは甲状腺』『若葉香る──寛解のとき』『オンナたちの甲状腺』（以上、現代書林）、自身が企画した監修書に『これって、「甲状腺の病気」のせいだったの？』（K&M企画室）がある。

山内クリニック
http://www.yamauchi-clinic.or.jp

イラスト・ヨガ監修／MARIF　@marie_non_kotsu_healing
ブックデザイン／大悟法淳一、大山真葵、
中村あきほ（ごぼうデザイン事務所）
編集・制作／K&M企画室

私たち(わたし)も甲状腺(こうじょうせん)

2023年３月18日　初版第1刷

著　者　山内泰介(やまうちたいすけ)
発行者　関　薫
発行所　株式会社K&M企画室
〒102-0074
東京都千代田区九段南1-5-6 りそな九段ビル5F
https://www.k-and-m.com/
印刷・製本　株式会社シナノパブリッシングプレス

定価はカバーに表示してあります。

ISBN978-4-909950-04-8 C0047